医者で苦労する人、しない人

心療眼科医が本音で伝える患者学

井上眼科病院名誉院長・
心療眼科医
若倉雅登

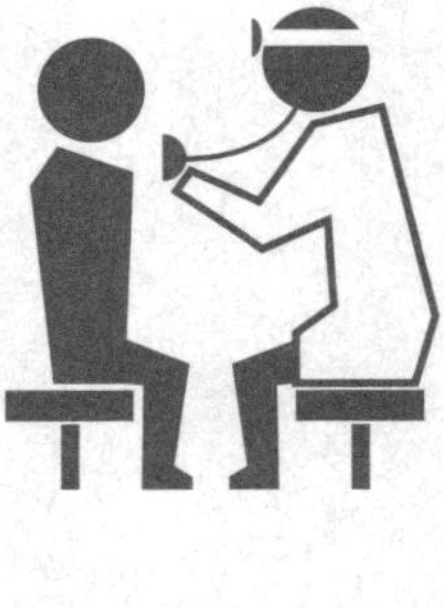

春秋社

まえがき　生活目線の医療とは

不安な症状を抱えて、やっと勇気を出して病院へ行ったとしましょう。「大したことはない、心配しなさんな」ならまだいいけれど、「大袈裟だなあ」「気のせいだよ」「こんなことで不安になるなんて、心が弱いからだ」などと言われ、「もう、来なくてよい」と突き放されたことはありませんか。

通院中に今後の不安を口にしたら、「治療はちゃんとしている、これ以上つける薬はない」「もっともっと重い人もいるのだ、贅沢を言うな」、果ては「私の治療に不満なら、よそへ行ったらいいのだ」などと冷たく言い放たれたことはありませんか。

医師から見れば病的と言えるほどの所見はなくても、ごく自然な生理現象や、加齢によって当然多少なりとも出てくる不都合な症状が結構あります。それを、過度に不安視して来院する方は確かに少なくありません。けれど、これは誰でもちうる健康不安です。専門家がきちんと説明すればよいことで、そうすれば患者さんはたいていは、「そうか」と受け止め、不安から解放されて、翌日から元気に生活できるでしょう。

逆に大して説明もしてくれず、いつまでかかるとも明らかにしないまま繰り返し通院させて、薬を処方し続けている医師に出会いませんか。医師から見れば、従順な患者さんは扱いやすい。だから、必要性の多寡にかかわらず、改めて状況を見直すことなく、ついつい漫然と通院させ続けることになりがちです。

忙しい外来では、いちいち患者さん一人ひとりにわかりやすく説明している時間などとてもないとの医師の言い分も、同じ医師だからよく理解できます。けれども、だからと言って、大した説明もせずに「大袈裟だ」と軽視したり、それで治るわけではないのにビタミン剤などを処方して、患者さんに治ると錯覚させるのを容認するわけにはいきません。では、今度は病名が明らかになった場合はどうでしょう。病気と言っても千差万別、治せるものから、治療法が確立していないものまでいろいろあります。治療法があるというと、ほぼ元の状態に戻せると考えがちですが、実は進行を遅めたり、二次的な拡大を防止することを目的としたものも多いのです。しかも、同じ病でもその症状の度合いや、進行速度などバリエーションの幅はとても広いものです。

多くの人は病院に行けば、病名も原因も明らかになると思っていますが、臨床現場では病名がつけられないものや、原因不明のものが実は決して珍しくありません。

たまたまその医師が、その症状や病気に精通していないという場合もあります。ですが、病気と認識すべきかどうかも解明されていないさまざまな症状や異常が、人間という生物を襲ってくるのも確かです。

考えてみれば、一人ひとり、遺伝子も、発達過程やその環境も違うのですから、我々の教科書的な知識の範疇に収まらない病態がまだまだ沢山あるのも当然なのです。しかも、時代が進むにつれて、疾患の定義や考え方は変化しますし、人体に影響を与えうる化学物質や薬物がネズミ算的に増えます。人の健康を冒す病原性物質もまた、目まぐるしく変遷し増殖してゆくのです。

おまけに、一〇〇年前には起こるはずのなかった交通事故や災害事故も多く生じますから、時代とともに著しく変化するそうした環境に、医学が追いついてゆくことは生やさしくはないのです。

医師が上から目線で冒頭で述べたようなことを言い放つほど、医学は完成した万能の学問ではそもそもないのです。答えられないことを聞かれると不愉快になる医者もいます。また、患者さんが一生懸命に自分の症状について調べて「この病気ではないだろうか？」と相談すると、怒りだしたり、一笑に付すような医師がいるのを私は知っています。それは自分のもっている現代医学はとても偉いのだという、誤った、あるいは歪《ゆが》んだ思い込みがあるからです。いつの間にか自分まで偉くなったと錯覚しているのでしょう。

もちろん医学の進歩は、歴史は浅いとはいえ確かなものだし、実証された、あるいは、これから実証される医学の恩恵を人類は受け続けるでしょう。ですが、今起きていることに対して行う「医学の実践部分」としての医療は、十分進歩するまで気長に待ってはいられません。人間の一生の時間は限られているからです。

つまり、心身の不都合がまだ医学的に解明されていないものであっても、その人にとって今できる最大の医療があるはずだというのが、私の主張です。

それは具体的に言えば、生活者一人ひとりの目線に立った医療です。それがもし実現できれば、医学的治療、あるいは医学的実証に基づいた治療が行われなくても（あるいは行えなくても）、患者さんの生活の質の低下は最小限に留まるに違いありません。ですが、診療報酬制度に縛られる現在の病院でそれが本当に実現できるのでしょうか。現代医療の限界と、できうる対策について考えることも本書の大事なテーマです。

眼の病気や不都合は死には結びつきません。これはどういうことかと言えば、その不調とずっと共存しなければならない「生」があるということです。その生を、できる限りよい視覚を含めた心身機能の状態で全うしたいと思うのは当然の要求です。とすれば、ますます生き方の問題、生きている環境の問題、言い換えれば日常生活における身の置き場の問題が大きくなります。そうなれば、医学ではなく、生活者目線の医療の出番になります。

私は、眼科の中でも、特に神経眼科という領域を専門として全力投球してきた医者です。近年は、眼や視覚の症状自体が、あるいは病気自体が、心の問題と直結していることに気づき、心療眼科という領域を立ち上げ、形作ってきました。神経眼科や心療眼科という領域では、眼球だけでなく、実際にものを見るという作業を共同でしている脳を一体として捉えます。それゆえ、しばしば眼球自体を診ることが中心の一般眼科では見落としがちな問題を発見できたり、解釈を与えることができるという利点があります。

眼と脳の両方に問題が生じるのは、おそらく眼科に通院している患者さんのうち、ほんの数パーセントでしょう。それゆえ、どうしても眼科医からも、社会からも軽視されがちで、真剣に扱ってはもらえません。しかし、患者さんに寄り添う診療を心がけている志のある少数の一般眼科医から、自分の患者さんを神経眼科、心療眼科の観点で診てほしいと、国内外から紹介状がきます。そこにある問題は、通常の医学の教科書にはもちろん、ネットなどでも十分情報が入手できない内容が含まれます。

生活者一人ひとりの健康維持につとめることや、健康問題を取り巻く日本の現実を知り、考察しておくことはとても重要です。当事者になってからでは、あまりじっくり考えている暇はないかもしれないからです。

日本の医療は一流だ、医師に任せておけばよいという感覚があるかもしれません。医療過誤や、医療システムに問題があると思われる報道に遭遇しても、それは例外であると考えがちです。医師に冷たい仕打ちをされても、たまたま行った病院が悪いのだ、不運だったと諦めてしまう人もいるでしょう。けれども、本当にそれでよいのでしょうか。

本書では、眼と視覚の健康が、脳や他の身体の器官、また我々を取り巻く社会環境や日本の文化や考え方、さらに病院の社会的位置とも深く結びついていることを解き明かそうと試みます。そして、現実的な問題とその対処について考えます。

眼の話が圧倒的に多いのですが、医療全体から見ても長所と欠点はほぼ共通しているでしょうし、眼以外の部位の健康やその障害においても、類例はいくらでも見いだせると思います。

医師に任せきりにしない、日本の医療システムを無批判に受け入れることはしないという点がなぜ必要なのかを明らかにしていきます。

本当に生活者のニーズに合った形で、健康管理、健康維持、障害への対応がなされているのか、それを考えるきっかけとなれば幸いです。そしてこの本が、今の、そして将来のあなた自身にとって、医師、医療との関わり方を見つめ直すよい機会となれば、著者として嬉しい限りです。

医者で苦労する人、しない人

目次

第二章　眼と心身のハーモニー

第三章　医者の弱点教えます——誤診、たらい回しのわけ

第四章　眼の病か、社会の病か

医者で苦労する人、しない人

——心療眼科医が本音で伝える患者学

第一章　加齢？　病気？　いえ、生きている証拠です

生きているといろいろな身体の変調が生じます。加齢で増える症状もあれば、軽減する場合もあります。病気とまではいえない、不思議な生理現象もあります。

この章では、こうしたものを取り上げながら、生理現象、加齢現象を考えてみましょう。重篤な疾患が隠れている場合もありますが、器質的な問題ではなく、さほど心配しなくてもよいケースもけっこうあるのです。その代表選手をこの章ではあげてみましょう。

年をとることを必要以上に恐れる人がいますが、加齢はそんなに遠ざけるべきものでしょうか。眼や視覚の加齢も避けられませんが、眼で見たものに意味を持たせる「心の眼」というものがあります。これこそ、その人の人格や能力、人生経験の中で磨かれてきた精神活動そのものです。これは脳の仕事であって簡単には衰えません。

そこにあなたが準備すべき老齢学があるはずです。若い頃とは変わって当然と思えるかどうかが人間の「奥行き」です。あわてず、心の眼で現実を見つめるヒントをあわせて紹介しましょう。

老眼と白内障

眼の加齢と聞くと、老眼（老視）と白内障をまず連想する人が多いようです。

老眼はピントを合わせる「調節」機能が低下して、近いところが見えにくくなる、眼の老化《エイジング》の代表格です。

たまに混同している方がいますが、老眼は近視、遠視、乱視とは別個の概念です。近視の人でも、遠視の人でも、五〇歳前後には表面に出てきて、近方視用（近くを見るための、という意味。眼科では略して近用という言葉を使います）眼鏡が必要になってくる状態をさします。

私が眼科を学び始めた昭和五〇年代には、四〇歳前後で老眼に気付く人が多いように思いました。当時の日本人の平均寿命は男性が七二歳、女性が七七歳でした。その前の十数年に六〜七歳寿命が急激に伸びましたが、それからさらに伸び続け、今や男性は八〇歳を超え、女性は八七歳に届きそうな数値が出ています（二〇一三年）。ですので、実際に老眼を自覚する年齢は、当時から見ると約一〇年は先になっているようです。

近用、つまり読み書き用の老眼鏡というのは、昔は高齢者知識人の一種のシンボルマークでした。ロッキングチェアで葉巻をくゆらしながら、老眼鏡をかけて読書する姿は、ちょっと近寄りがたい格好いい壮年男のスタイルだったのです。

近頃は高齢者と若い世代の生活スタイルはかつてほどは変わりませんし、パソコンやケータイ、スマホといったデバイスが日常に氾濫していますので、高齢者にとって近用専用の眼鏡は欠かせない時代です。ですが、眼鏡をうまく使えない人、あるいはなぜかかけようとしない人が少数ながらいて、眼の疲れや、頭痛、肩こりなどさまざまな身体の症状を持つようになります。

とりわけ、やや遠視気味の人の多くは老眼鏡を嫌います。若い時は自慢の眼で、眼鏡をかけるなど想像だにしなかった生活をずっとしてきて、それが一生続くものだと漫然と思っていたからに相違ありません。ですから、ある年齢になって疲れやすくなり、何となくものを読んだり書いたりする元気が衰えても、まさかそれが眼のせいだとは気付かないというわけです。

それで、やれ更年期障害だ、やれ自律神経失調症だ、慢性疲労症候群だと、ピントのずれた疑いをもってしまい、正しい対応がなかなかなされず、心身が不健康な状態に陥ってしまった例を見かけます。もともと眼のよかった人こそ、注意が必要なのです。

年を重ねると、読む根気が続かないと感じるようになってきます。私も、以前は気付くと二時間でも、三時間でも続けて読書していました。しかし、近頃は三〇分もすると、背伸びをしたり、お茶でもしたくなります。

これは老眼だけで片付く問題ではありません。持続力が減退しているのです。もちろん、老眼や眼の病気が多少なりともあれば、いくら視力検査の結果がよくても、持続力減退の一因にはなるでしょう。

その持続力、いったいどこから来ているのでしょう。ものを見るという作業は、眼球と脳との共働作業ですし、その作業をする「やる気」はとりもなおさず心の問題です。こういった総合的な力は、どうしても年齢と共に低下してしまいます。後でも述べますが、眼科で行う視力や視野などの視機能検査は、その時点での瞬発力を測ってはいますが、その機能の持続力は一切診ていません。ですから、検査の数値が若い頃と変わらないとしても、その機能を長い時間発揮できる保証はないということです。

さて、もう一方の、眼の老化の雄といえるのは、白内障です。白内障は、水晶体の濁りです。七五歳になれば、顕微鏡レベルで認められる初期のものを含めるとほぼ例外なく白内障を有します。白内障手術の医学技術的完成度は高く、安全な手術になっていますが、手術をするかどうかは、その人の見えにくさの自覚や、どういう生活をしているかによります（スポーツや日常活動をどんどんしたい人と、外にはほとんど出ずに静かに暮らしている人とでは、見え方の必要度、要求度が大きく違います）。

眼球の濁った水晶体部分を除去し、そこに眼内レンズをいれる手術なのですが、どのような眼内レンズを使うか、手術後の見え方にどれだけうまく適応できるかなど、術前に考えるべき大事なポイントはいくつかあり、それを疎かにして手術を受けると、期待通りにいかない場合が出てきて、白内障術後不適応症候群になることもあるのです。

緑内障は加齢の産物？

さて、老眼も白内障も、どちらも病気というよりは加齢による自然現象と捉えたほうがよいでしょう。

白内障とともに広く知られた眼の病といえば、緑内障ではないでしょうか。これもまた、その一部は加齢による一種の生理現象なのではないかと、私は考えています。緑内障と聞いて「すぐに失明する怖ろしい病気」という印象をもつ人は多いのですが、病気を正確に知っている人は案外少ないので、ここで少し解説しておきます。

緑内障は開放隅角《ぐうかく》緑内障と閉塞隅角緑内障とに大別されます。後者の場合、急に眼圧が上がって網膜神経節細胞に高度のダメージを与える急性発作が起こる可能性があります。これこそが古くから怖れられていた緑内障の正体で、「すぐに失明する怖ろしい病気」という観念を植え付けた真犯人でした。

じつは、閉塞隅角緑内障は、開放隅角緑内障の一〇分の一以下の頻度しかなく、急性発作はそのさらにごく一部にしか起こりません。非常に稀な事例が緑内障の一般的イメージを作り上げてしまったといえます。ただ、それには文字通り歴史上の歴とした理由もあるのです。

緑内障とは、失明している人の瞳の中が緑色に見えたことからきた、紀元前から存在する用語です。眼圧が上がる病気と理解されたのは一九世紀から二〇世紀にかけてですが、この時に医師たちが見ていたのは、多くが閉塞隅角緑内障の発作だったのです。

二〇世紀も後半になって、隅角（角膜の一番端と虹彩の根部とで形作られた角のところで、水晶体、虹彩毛様体、角膜裏面を満たしている水、つまり眼房水《がんぼうすい》の排水溝があります）が開放しているかどうかが重要事項になりました。さらに、二一世紀に近づいた頃に、開放隅角緑内障のうちでも、眼圧は正常値に保たれるのに視野に異常が生じてくる正常眼圧緑内障の存在が認識されるようになり、これが日本人には多いことがわかったのです。

先ほど述べたように、今日では緑内障の大半が正常眼圧緑内障を含めた開放隅角緑内障です。これは、一〇年、二〇年と年月をかけて、見えている範囲の一部の感度低下が進行するものです（視野というと、見える範囲の広さを連想するかもしれませんが、今日の眼科学では、見えている範囲の中での見え方の感度分布を重視します）。

はじめのうちは、自覚症状はありません。ですので、早期に発見し適切に対処してゆけば、ほとんどの場合、人間の寿命以上に眼の寿命の方を伸ばすことができます。そのためにも、人間ドックや社内健診などに眼底検査を加えることが必要です。

さて、開放隅角緑内障の患者さんは日本にどれだけいるのでしょう。岐阜県多治見市で大規模に行われた「多治見スタディー」という集団疫学調査があります。これによると、四〇歳以降では五パーセント（二〇人に一人）の有病率が推定されました。年齢が高くなるにつれて有病率は上がり、八〇代では男性一六・四パーセント、女性八・九パーセントに跳ね上がり、合わせると一一・四パーセント、概ね九人に一人が緑内障ということになります。

正確なデータはありませんが、一〇〇歳になれば多分半数以上が緑内障になるでしょう。そして、人間の寿命が仮にいくらでも伸びるなら、どこかで有病率は一〇〇パーセントになるはずだというのが、私の推定です。多治見スタディーの結果ばかりでなく、四〇年近く眼科の臨床をやってきた体験からもそう言えるのです。

では、これほど多い緑内障の人を、すべて治療の対象にすべきなのでしょうか。仮に八〇歳で、ごくごく初期の開放隅角緑内障が見つかったとしましょう。その人に、「目薬をさして、定期的に精密視野検査を受け続けなさい」と命ずるのが、果たして医師として正しいのだろうかと自問せざるを得ません。医師として初期の緑内障だという診断を伝えるのは当然ですが、初期の場合は自覚症状もなく、ごくわずかな視野の感度低下はあっても、日常生活に何ら支障はないのです。ですから、もし、治療をしなくても、恐らく一〇年や二〇年は、緑内障のせいで見えにくくなるとか、視野感度低下のために日常生活に不都合が出ることはまずないでしょうということも、伝えるべきでしょう。

今は高齢化社会。九〇代やそれ以上の患者さんが外来に来ることもまれではありません。眼の機能低下はそれほど重篤でなくても、高齢になればあちこち故障しますし、通院するのに大変なエネルギーが必要です。それに、例えば精密視野検査などは、集中力、持続力が必要で、健常な若い人でもなかなか疲れる検査ですから、高齢者にはかなりの負担になります。そこまでさせて初期の緑内障の方々を眼科に通わせる必要があるのでしょうか。

私が八〇歳の患者なら、それらにかけるエネルギーや時間を、別のこと、自分のやりたいことに使いたいなと思います。加齢変化の一部にまで薬と医療費を使って、時間とエネルギーを消費する必要はないのではないかというのが私の意見です。

勿論、若い人の緑内障は早期発見早期治療は当然ですし、長寿社会ですから、六〇代くらいまでの初期緑内障は、十分合意の上で、治療を開始するのが、本来の患者さん中心の医療ではないかと思います。

注意力も視力のうち

部屋から部屋へ、なぜか忙しく移動している私がいます。いつもはそこにあるはずのない洗濯物干しに、自分の禿げ頭がぶつかりました。視界に入ってないのです。

こういうことが時折あるために、車を運転する場合、助手席の家内には、なるべく眠らないで、眼の助手もしてくれと頼んでいます。それで、助かったと思うことも実際にありました。

なぜこういうことが起こるのでしょう？　必ずしも視野などの見る機能そのものが低下したからではありません。ほとんどは注意（アテンション）の機能が低下したからです。探しものが多くなるのも同じ原理です。ものを探すには、眼球運動のうち衝動性眼球運動とよばれる機能を使います。視野に入ってきたものに素早く視線を移す時に使う機能で、比較的下等な哺乳動物にも備わっています。高齢者では、その「素早く」の速度が低下することも知られています。眼球運動もまた、ものを快適に見るための大事な機能であることを、年をとってはじめて実感するのです。

「何となくかすむんです」

「確かに、段々見えなくなっています」

と診察室で訴える中高年の患者さんがいます。彼らはきっと、日常生活の中で確かに眼が悪くなっているという自覚があるのでしょう。それが自然現象とは思いもよらない様子。眼に病気があるに違いない、眼鏡がいけないのでないか、私に原因を探せといいます。

「歩いていると、うっかりぶら下がっているものに頭をぶつけるのですよ」

と、訴える方もいます。私と同じような人が結構いるものです。

年齢とともに瞼《まぶた》がさがって、若い時より眼が細くなっている場合もありますが、大抵は眼科で行う視力や視野検査は正常範囲です。

そうであっても、日常使うことができる視野の広がりは、加齢により減少することがわかっています。注意が及ぶ範囲が段々と減るためです。そのことを知って歩行時はもちろん、自動車の運転でも一段と注意していないと、見落としが発生しやすくなります。

カメラのフィルムに相当する網膜の神経細胞数も、年々、四〇〇〇から七〇〇〇個が減ってゆくというデータもあります。これが、避けられない生理的な加齢変化のひとつの側面です。

眼の一過性神経痛

視覚は高度なかつ緻密な感覚器官です。眼は毎日使うものですから、極めて鋭敏で、ちょっとしたことで「痛い」「まぶしい」などと感じ、外来刺激から逃げようとする逃避反応が出ます。しかし、鋭敏すぎて困ることもあります。

よくある無害な訴えの代表格は「眼の奥を鋭利な針で刺されたような激痛」です。ちくりとした鋭利な痛みに、眼球が病気になったかと驚き、また起こるのではないかと怖れて来院する方は珍しくありません。実はこれは多くの場合、無害な痛みです。毛様体の痛み、あるいは、眼球の裏側にある感覚神経、三叉神経の枝（眼神経）の刺激症状などと推定されています。睡眠中や、よく睡眠をとった翌朝にはほとんど生じないことから、疲労と関係するともいわれます。

眼球表面、周囲には感覚（知覚）神経が豊富に分布しており、神経痛の生じやすい部位の一つですが、この現象は案外知られていません。他の神経痛と同様、高齢者に生じやすいことは確かで、時に繰り返すことはあっても、一過性なら眼球自体の病気を疑う必要はありません。

瞼を上げる力も衰える

「瞼が重くなる、眼が細くなる」という訴えで来院する患者さんは少なくありません。この訴えの裏に、後章で述べることになる甲状腺眼症、眼瞼《がんけん》けいれん、片側《へんそく》（半側《はんそく》）顔面けいれん、眼瞼腫瘍や眼周囲の炎症など、真の疾患が存在することもまれにあります。しかし、何ら病気がないのにそういう現象を自覚する方がかなりいます。

ドイツの研究で以下のようなことがわかりました。二〇代、三〇代の若い頃は、瞼を上げる筋肉（上眼瞼挙筋）は五八グラムの錘《おもり》をもち上げられますが、年と共に低下してきます。しかも五〇歳を過ぎると筋力低下の速度は上がって、七〇代には筋力は半分以下になるというものです。これは、腑に落ちる調査結果です。なぜなら、加齢性眼瞼下垂は五〇歳頃から次第に始まるからです。

あるテレビの健康バラエティー番組に出演することになったとき、ちょっとしたゲームをゲストにしてもらいました。片眼の上瞼に五〇グラムの錘を下げて、おでこの筋肉を使わずに瞼の力だけで三〇秒間眼を開けていられるかどうか、試してもらったのです。このゲームは、先のドイツの研究を参考に考え出したものでした。

いろいろな年齢のタレントさんたちが出演しています。案の定、還暦を過ぎた石田純一さんはゲームスタート直後にダウン、武井壮さんや鈴木奈々さんなど若い人は頑張りました。

つまり、還暦を過ぎた頃から多少なりとも、「瞼が重くなる、眼が細くなる」といった自覚が出やすいのは当然といえるのです。程度が強ければ手術をする方法もありますが、重力の影響を受けない仰向けに寝た状態で眼を開けることに困難を感じなければ、病的とはいえません。

眼が真っ赤になる症状

私は若い頃、これで何度も名医にしてもらいました。

白眼が血の色で染まっているのを見て、あわてて眼科に飛び込んでくる患者さんが時折います。大学病院に勤めていた若かりし頃、その病院にほかの病気で通っている人も、この派手な変化には仰天して、予約外の日でも緊急事態と思って私の外来にやってきます。

患者さんは急に診てもらうことになって多少恐縮しています。けれど、内心、私は、「眼が急に真っ赤になった」と訴えるのを聞いて、しめしめと思うのです。なぜなら、ほとんどが放置していても心配のない、結膜下出血だからです。

放置していても二、三日から長くても七日以内に出血は消え、見る機能には影響は一切出ないものです。

「白眼の表面の出血ですから心配いりません。目薬をさしていれば一週間以内に治ります」

とビタミンか何かの点眼薬を出しておきます。すると、

「先生の薬で、三日で治ってしまいました」

決まってそう報告してくれます。「先生の薬で」と言っているということは、私が名医だと言っているのと同じです。

結膜下出血は、結膜という薄い半透明の膜と、強膜という眼球の外側を囲っている白い強靭な膜の間に血が出て溜まって、自分も人も驚くほど真っ赤になる状態です。何かが眼にぶつかったり、嘔吐を繰り返して血管が切れてしまったということがない限り、若い頃には滅多に経験しません。

ところが、年を経ると何のきっかけもなく起こることがよくあります。それは、ほとん

どの場合、結膜弛緩によると考えられています。結膜は年と共に弛《たる》み緩《ゆる》みが出てきます。加齢により皮膚に皺が出てくるのとの同じです。血管もその皺に沿ってうねうねと屈曲することになり、少しの力（いきみ、くしゃみや咳、接触、若干の血圧上昇など）で出血しやすくなるのです。

折角私の処方を褒めてくれているのですから、そんなからくりはわざわざ説明しません。二、三日でおそらく血はひくだろうと思っても、「一週間以内」と長めに言っておきます。その方が、私の出した偽薬（気休め効果を期待して処方するプラシーボ）効果が現れやすいという仕組みです。

この出血は一度起こるとくせになりやすいのですが、ひと月に何回も起こるようなら改めて原因を確かめるのがよいでしょう。結膜弛緩症が原因なら手術によって治すこともできます。

「しょぼしょぼ」って何？

「眼がしょぼしょぼするのです」
高齢の患者さんからよく聞く訴えですが、わかったようでわからない表現です。Aさんのしょぼしょぼと、Bさんのしょぼしょぼとは、感覚も原因も違うかもしれないからです。

ここではひとまず、余分な涙が出て、不快な状態と定義して考えてみることにします。

これは、涙がうまく排水路から出てゆかず溜まりやすくなった状態と考えられます。主涙腺などから常時分泌され眼表面を覆っている涙は、上下の眼瞼縁に存在する涙点から涙小管、涙嚢を経て下鼻道へぬける排水路を通って出てゆきます。いつも眼の表面にきれいで新鮮な涙を一定量貯留させておくメカニズムです。

涙の排水路が炎症などで詰まってしまったり、狭くなる場合もありますが、排水路はちゃんとしていても、涙がその中に呼びこまれないことも多いのです。一回一回のまばたきを合図に涙腺からの分泌と、流出路への吸い込みがなされる仕組みになっていますが、この働きが加齢によって衰えてくるものと考えられます。

そのほかに、結膜弛緩の皺の間に涙が次第に溜まり、それが表面が乾いた感覚になる場合と、時々溢れだすので涙がふえすぎたと感ずる場合とがあるようです。

涙が多すぎて困る状態を流涙症と呼びますが、それで見え方が悪くなることは常識的にはありません。なので、加齢による涙の循環機能の低下なら、がまんするしかありません。ですが、やはり涙が溜まっているとうっとおしく、視力検査では正常でも、見え方の質はかなり劣ります。流出路が確かに詰まっている場合は、涙道手術で改善する場合があります。手術の結果、「新緑がこんなにきれいなこと、すっかり忘れていました」と、大いに喜ばれたこともあります。

ただ、手術には訓練された手技と経験が必要で、流涙症は失明につながる病気でないこともあって、眼科では大変地味な領域であり、手術ができる若手医師が減少しているのは、悲しいことです。

涙が多すぎるのも困りますが、涙の量が減ったり、蒸発量が多くなって不快感を出すドライアイもまた、困りものです。誰でも経験したことがある乾き目程度のものを含めれば、日本人の五人に一人の有病率があるという代物です。

しょぼしょぼにもいろいろあるわけですが、基本的には視機能に関係がないとはいえ、不快感が伴うという点では悩みの種になるのです。しかし、点眼薬が進歩しており、うまく対応すれば症状を緩和することができますので、さほど深刻にならなくても大丈夫です。

視界の邪魔者

加齢と病気の境界は、曖昧です。なるべく病気とせずにゆきたいものです。それでも、「どうしたのかしら、病気かしら?」と気になる視覚の奇妙な生理現象は、結構あるものです。

飛蚊症はよく知られた内視現象です。文字通り、眼の前に蚊や小さな虫が飛んでいるように見える症状です。思わず手で払いのけようとしたりしますが、実は虫ではなく、眼球の硝子体の中の濁りが光の加減で見えるのです。

硝子体はゲル状の透明体で、後部は網膜に緩《ゆる》く接着しています。ところが強度の近視で眼球の長軸が次第に伸びたり（近視は眼球が大きくなることによって生じています）、加齢により接着が弱くなると、糊が剥がれて、後部硝子体剥離になります。剥がれた硝子体の後部に濁りが生じて、それが網膜に投影されるために飛蚊症が生ずることがほとんどです。また、元来透明であった組織の中に、紫外線などの影響で混濁が生じてくることも原因だとされます。

今のべているのは、病的でない飛蚊症で、これらは治療の必要はありません。そうはいっても、白い壁や青空を眺めている時などは、濁りが気になるかもしれませんね。しかし、視界の「虫」を探したり、気にしたりすることはよくありません。視覚の認識中枢の地図に刷り込まれて、こだわりになってしまうことがあるからです。神経質になりすぎて、受験勉強や社会生活に支障を来した例すらあります。

ただし、網膜に穴があいたり（裂孔）、網膜剥離になったり、炎症や出血が生じても硝子体内に濁りが生じます。それゆえ、突然の飛蚊症や、いつもと異なる飛蚊症が生じた時は眼科医の診断が一度は必要です。特に、近視が強くて網膜に変性のある場合は、飛蚊症が病的変化を知らせてくれることがあります。

余計なものが見えてしまう状態は、「視覚陽性現象」と呼ばれ、基本的にはその現象が直ちに病気の予兆であるということではありません。視覚陽性現象は飛蚊症だけではありません。そこにはないはずの光が見える光視症というのも、その一つです。片眼で起きているなら眼性光視症ですし、どちらの眼かわからないとか、眼をつぶっても見える場合は中枢性光視症です。前者は網膜などの病気に基づく飛蚊症と同時、あるいは前後して見られることもあります。

光視症の中でも視野の脇の方に突如、稲妻が見える現象があります。これは、ロバート・フォレスター・ムーア（一八七八〜一九六三）という英国人眼科医が最初に記述した、ムーアの稲妻線条と呼ばれるものです。片眼の、多くは外側の視野に不意に稲妻が見えるもので、硝子体の収縮や動きが網膜細胞に電気現象として伝わり、網膜神経細胞が自生放電して、そこにはない光（稲妻）を自覚するものと考えられます。稲妻以外にも、水玉、光の筋、雪のちらつき、光の壁などいろいろな見え方があり、白色とは限らず、青、赤な色付きもあります。

もうひとつよく遭遇する視覚陽性現象に閃輝暗点があります。普通は偏頭痛の前兆として出てきます。視野の中に実在しない光が生じて次第に拡大し、その部分が見えにくくなります。片眼でも両眼でも自覚され、目を閉じていても現象は続きます。一五分か二〇分続いていつの間にか消失しますが、この後に偏頭痛が発現するというのが典型的な場合です。ですが、閃輝暗点だけで終わるものもあり、これは「頭痛のない偏頭痛」とも呼ばれます。若い時偏頭痛があったり、家族に頭痛もちがいる中年以降の方に多いのですが、例外もあります。

偏頭痛の人の多くは、光や音に過敏な傾向があり、光視症が出現しやすい環境にもあるのです。

眼科検査の意味

こうした視覚陽性現象を有する人のほとんどは、眼科で測定する視力や視野検査は原則として正常範囲です。

視力検査では「C」の形をした指標を見つめますね。これはランドルト環と呼ばれるものです。これを五メートルの距離から、十分明るい照明下で見たときにCの開いている方向がわかるかどうかを調べます。色が薄く見えようが、ぼやけていようが、歪《ゆが》んでいようが、開いている方向さえ認識できれば合格です。これは、開いていることが認識できるぎりぎりの視角（ランドルト環のすきまと眼の中心がつくる角度）を調べているからなのです。

ストローのような筒を短く切って、その穴からランドルト環を見てみましょう。こんなに小さな視野でも分離している方向はわかるはずです。ですが、私たちはそういう状態で日常生活を送っていません。この視野ではちゃんと歩けないでしょうし、ものを落としてもなかなか探せません。つまり、周りが見えなくても、いくらぼやけていても、Cの字が眼に入りさえすれば視力検査は合格しますが、日常生活では、もっと複雑な環境の中で視機能を利用しています。視力というと、ものの見え方全体を代表しているように錯覚しますが（医師でさえ何となくそう思っている人がいます）、実は、視覚機能のごく一部を示しているだけで、しかも、見え方の質までは問いませんし、一瞬見えればいいわけですから持続力は全く保証されていないのです。

視野検査にしても、理想的な条件で片眼ずつ測定します。その時点での瞬発力を測っており、一過性に出現するだけの現象や、生活で利用できている視野は検出できません。つまり眼球の検査には役立っても、生活に密着した形で、視機能の質の評価はしていないのです。病的変化、加齢変化によって日常生活の中で不快や不都合が生じてきますが、それを客観的にうまく評価、判定する方法は開発されていないということです。

眼科医は病気やそれに伴う眼科的検査の推移に関心を寄せる機会は豊富にあっても、加齢や、快適な視覚を得るのに必須な高次脳機能をよりどころにする日々の生活機能と、その不調による変化については、学習する機会がほとんどありません。生活者の目線でなく、これまで眼球を診察することを中心に発達してきた眼科学の伝統を踏襲しているからです。

加齢や、高次脳の問題は、眼球だけ診ていてもわからず、患者さんの具体的な訴えを聞いて、はじめてわかってくるものです。

ところで、「高次脳」という言葉がここではじめて出てきました。この言葉は、数年前ごろから、少しずつ一般用語としても定着しつつあるようです。特に、認知、思考、喜怒哀楽といった情動の障害が、高次脳機能障害として取り上げられるようになっているからでしょう。高次脳機能は、他のほ乳類とは著しく異なる、人間らしい特性を司っているのです。

高次脳という言葉を使う時、しばしば忘れられがちなのが、視覚における高次脳機能です。ものを見るという行為は眼球という道具だけでは全くできず、高次脳機能に支えられてはじめて実現するものです。

このことについては、私が本書で述べておきたい重要部分の一つですので、第三章で改めてやや詳しく取り上げることにします。

病気がなくても、ものを見るという機能は年齢とともに衰えます。これは避けられません。ですが、それは視力や視野検査の結果には反映されません。眼球や視路（眼球から脳への経路）に病気がないかを知る手段として眼科医は使っているだけです。数値がよければすべてよし、という考えは間違っているのです。

昔は眼がよかったのに

「若い時は眼がよかったのに、どうして」と不満げな顔で外来に来られる方が、かなりいます。白髪が増えたり、髪の毛が薄くなったり、顔に皺ができたりするのは受け入れるのに、なぜか眼だけは加齢とは関係ないと思ってしまうのですね。でもこれは、明らかに錯覚です。年齢と共に、網膜の細胞の数は減りますし、ものを追ったり探したりするのに必須な眼球を動かす機能や、眼と脳の共働作業の能力も衰えることは、既によくわかっていることです。

そうした生理的な変化ならじたばたしてはいけません。加齢による生理的変化はあるのが当たり前とかまえるにこしたことはありません。まず、大事にはならないからです。それを熟知しさえすれば、あなたの眼はまんざらでもありません。「まだまだ使える機能」を生かせばよいのです。

今日、アンチエイジングを旗印に、サプリメントだの体操だのが流行していますが、筆者は「アンチ」という考え方が大嫌いです。加齢変化は生きている証しであり、ここまでよく頑張っていると、喜んでそれを受け入れるべきなのです。もっぱら私が提唱しているのは、年齢にともなう変化や多少の不都合とも折り合いをつけて生きていく「ヘルシーエイジング」です（これについては『一歩手前の「老い入門」』〈春秋社〉で詳しく述べたところですので、ご参照ください）。

不都合はとりあえず脇へ置こう

ヘルシーエイジングから一歩進んで、もう少し積極的な意味を込めた、加齢や心身の不調との付き合い方のヒントを、ここで示しておきたいと思います。

どんな病気にも、どんな症状にも関係してくるのが、加齢とストレスです。身体のどこかに支障があると心配になり、多くの人は原因を求めて病院を訪れますが、れっきとした病気が見つかることもあれば、はっきりした病気が見つからないこともあるのが実態です。

眼科に限らずどの科でも同じことが言えます。それでもそうした時、病気がないから心配はないと医師が言うだけで、安心し、納得もして帰る人が以前は多かったと思います。

どうしてそういう症状が出ているのか説明を求める人が、近頃は多くなりました。せっかく専門家たる医師のところに来たのだから、当然です。

そんな時、ベテランの医師はどうしているのでしょうか。「見立て」を上手に噛み砕いて説明してみせるのが、巷の名医というものでしょう。これは専門知識をもたない患者さんとコミュニケーションするためのとても大事な作業です。エビデンス・ベイスド・メディシン（実証に基づいた医学）というのが流行ってから、特に若い医師は見立てをやらなくなりました。これは何とも残念なことです。

病名や治療法が実証に基づいて得られていなくても、どうして症状が出ているのか、プロとして推定し、それを示すことも大切です。患者さんが理解すれば、対応の仕方も自身で考えられますし、症状との付き合い方も編み出せるでしょう。

ただ、医師も患者さんも納得できるような説明は、そうそう容易にできるものではありません。そこで、すぐ登場させてしまうのが「加齢」と「ストレス」です。

医者からすれば、この言葉の曖昧さが、とてもいいのです。よくわからないことを、わかったように説明できるからです。実際、この言葉をもち出しながら、当たらずとも遠からずの説明ができているのではないかと、自分で思うことはしばしばです。ところが、どうもそういう技は、私ばかりでなく、他の多くの医師も使っているようで、先日などは、「また、加齢とストレスですか」と、もう聞き飽きたとばかりに患者さんに露骨に嫌悪されました。確かに、こちらも言い飽きてはおります。

以来、なるべくこのふたつの言葉は使わずに説明しようと心に決めました。どうするのかと言うと、

「病気や症状は確かにあるでしょう。けれども、それを生活の真正面にもってきて、そればかり見つめていると息がつまる。だから、病気や症状はできるだけ脇に置いて、できた隙間で生活するようにするのです」

と話します。

患者さんの多くは、はじめは、きょとんとしています。そこですかさず、たたみかけます。

「すっかり治して、元どおりの空間で生活をしたいと言っても、人間の身体はそううまく

はいきません。病気や症状があれば、昔通りの広い空間は御せなくなるのは当然。今はやりのダウンサイジングを心がけることです」

ダウンサイジングとは、もともとはＩＴ用語で、個々の性能は下げずに、小型化、小規模化、すなわちサイズを小さくすることを指します。会社や組織などでも、人員やコストの削減や、組織の小規模化といった形で応用されるので、それをちょっと、借用したのです。

もちろん、今までどおりにいかないことを思い悩み、不満をもち続ける患者さんもいます。そんな方には、

「症状があれば元のとおりにはできないのは当然のことですよ。病気なのにここまでできたと自分で自分を褒めるのです。あなたの苦しみは、他人には決してわからないから、誰も褒めてくれません。だから、自分で褒めてやるしかないのです」

と話します。

まあ、こんなこと、若い医者の口からは言えないかもしれないですね。高齢者の仲間入りをし、あちこち故障や不調が自覚される馬齢になったから口にできるのかもしれません。

第二章　眼と心身のハーモニー

肩こりの原因が眼にあった、眼の不快症状の原因が甲状腺にあったというように、眼と身体はつながりをもっています。

瞼《まぶた》を開けにくい症状がずっと続いて、うっとうしさを通り越して、抑うつ、不安、不眠になった。

せっかく眼の手術をしたのにかえって辛い症状が増えた。

近視が強いため、日常も仕事上も不便でいろいろ苦労しているところに、遠くのものがダブって見えるようになってしまった。脳まで調べたが原因不明。

それればかりか、疲労と不調で仕事を継続する意欲が損なわれた。

まだ老眼の年齢とはいえないのに、ピントが合わない。もしかしてあの時の交通事故の

鞭打ちの影響？

こういった事例に遭遇することは珍しくありません。

頑固で、持続的な不愉快な症状に悩んでいても、その理由がわかっただけで、半分くらいは楽になるものです。それに完全に元どおりとはなかなかゆきませんが、状況を好転させる対処法は考えられます。そのためにも眼球以外にも注意を払う必要があります。

本章は、そんな眼と心身のハーモニーがよくわかる症状を中心に解説します。

瞼がピクピク

私は二〇〇五年に『目は快適でなくてはいけない』（人間と歴史社）という本を出しました。快適とは、どういうことでしょうか。私たちは呼吸する時、気管支や肺を意識しませんし、歩行する時は足の存在を意識しません。このように、ものを見るという日常のごく当たり前の行為の間、いちいち眼の存在を意識することがない状態をいうのです。

眼病があれば、それがいかなるものであっても眼は快適でなく、心身の健康を保つのは容易ではありません。

また、仮に眼球自体には何ら別条がなくても、眼にも心身にも不調を感ずる例は、いくらでもあります。

例えば、瞼が勝手に動いたり、眼に疲れを感じるような状況ではどうでしょう。しかも、念のためと眼科を受診してみても異常はない、あるいは単なる疲れと診断されるかもしれません。自然に症状が消失するようなものならよいのですが、そう簡単でないものもあります。

瞼が勝手に動くという症状でよくみられるのは、眼瞼《がんけん》ミオキミアと、片側《へんそく》（半側《はんそく》）顔面けいれんです。どちらも眼球そのものには異常はありません。

ミオキミアの「ミオ」とは筋肉を意味し、「キミア」は動くことを意味します。眼瞼波動症という日本語訳を見たことがありますが、原語には「波」「波動」の意味はないものの、とても見事な訳語だと感じ入りました。上または下の瞼の一部が、まさに波のように動くからです。「虫が這ってゆくような感じで動く」と表現した患者さんもいました。

この症状は私自身が何度も体験しているから、よくわかるのです。

大学病院に長く勤めたあと、私が東京・御茶ノ水の井上眼科病院に副院長として赴任したのは、一九九九年の一月でした。新しい職場で、不慣れなこともあり、緊張もしていたかもしれません。

自分ではさほどストレスに感じたという意識はありませんでしたが、赴任後しばらく、右の下瞼が勝手にピクピクと動き出しました。不自由というわけではないですが、気になって仕方がないのです。

眼瞼ミオキミアであることは自分で診断できるわけですが、もともと治療法はないし、治療の必要もないとされているので何とも仕様がありません。起床後しばらくは消えていますが、日常生活がはじまると出現してくるのです。

確かな発生メカニズムはわかっていませんが、過労や睡眠不足、ストレスが原因になって生じる現象とされています。なかなか治らず困りましたが、つい面倒で、「勝手に動いてろ」と捨て鉢気分で放置していました。半年過ぎた頃から、出現頻度が少なくなり、やがて消失しました。

上斜筋（眼球運動をさせる六つの外眼筋のひとつで、滑車神経が支配している）ミオキミアというのも時々見かけます。片眼が勝手に揺れ、それに伴って映像が間歇《かんけつ》的に揺れるので、両眼の像が合わず、仕事にも大きな影響を与えます。一二本の脳神経のうち、上から四番目の滑車神経が血管とぶつかり刺激されることが原因とされています。眼球自体は正常ですので、これもよく知っている医師に出会わないと、見逃されやすいものです。

このように、ひとつの筋肉だけに生ずるものは、局所ミオキミアといって、唇や頬などにも生じます。局所でなく、いくつもの筋肉にミオキミアが出るのは、要注意です。神経系の別の疾患が含まれていることがありますので、その場合は専門医の診断をすぐに受けてください。

さて、眼瞼ミオキミアとちょっと紛らわしいのが、片側顔面けいれんです。脳神経と血管の生まれつきの位置関係や、動脈硬化と関係が深いとされます。

眼をつぶるための眼輪筋、口の開閉に関与する筋肉や表情筋が勝手に動いてしまうので非常にうっとうしく、収縮が強いと片眼をつぶった状態に近くなるので、両眼視に異常をきたしやすいものです。初期には瞼の周りの筋肉だけに生ずるので、眼瞼ミオキミアと紛らわしいのですが、段々動く場所が局所ではなくなってくるのでわかります。

最近はボツリヌス毒素という二、三か月効果が持続する一種の麻酔薬を筋肉に注射すると症状が軽減するため、それでしのぐ場合が多くなっています。

頭痛、肩こりの原因は隠れ斜視？

対象物に注意が向くと、ヒトの両眼は安静の位置（その人本来の眼の位置）から対象物をとらえる適切な位置へと移動します。これは、高次脳が計算してそのようにしているからです。遠方視（遠くを見るとき）においても、近方視（近くを見るとき）においても同時に左右の眼を使ってはじめて、距離感、立体感を得ることができるのです。

斜視というのは、この両眼視機能が乳幼児期に十分発達しなかった場合や、後天的な病気のために両眼視機能が損なわれた場合のことを指します。

斜視というと眼がずれていることを指すと思われがちですが、これは厳密には正確ではないのです。外見的にほとんどずれていなくても、実は斜視であったり、ずれているように見えても斜視でなかったりするからです。

さて、斜位という用語があります。ヒトの眼球の本来の位置は必ずしも真正面ではありません。真っ暗闇や意識のない状態にあるときがその人の眼の本来の位置です。片眼を隠すと隠した方の眼球が少しずれることがあり、これを斜位、または隠れ斜視と呼んでいます。斜位は、両眼視機能が正常であり、安静の位置から、対象物をとらえる適正な位置に眼球をもってくることができる状態を指します（斜視ではできません）。安静の位置が正面から外側にあれば外斜位、内側にあれば内斜位です。ほとんどの日本人は外斜位です。どのくらい正面から外れているかを指す単位はプリズムといい、正常値は外向きには一桁、内側は二ないし三プリズム以内とされます。

その安静の位置が、正面から大きくずれていると、両眼が離れている分だけ大きく動かさなければなりません。例えば、外斜位の人は輻湊《ふくそう》という眼を寄せる運動を利用して両眼を正しい位置にもってきますが、これは脳と外眼筋の共働作業ですから、動かす大きさの分だけ両者に負担がかかるのです。

近方視では輻湊し続けなければなりませんから、外斜位の角度が大きい人は、負担をかけている時間が大きくなり、次第に疲労してきます。眼精疲労は、単なる眼の疲労と違い、寝たり、休んだりしても容易に取り除けなくなった病的な疲労のことです。眼精疲労になれば、眼の疲労感、眼の痛み、頭痛、肩こりなどが生じ、集中してひとつの作業を長く続けることが不可能になります。それでも無理やり負担をかけていると、全身倦怠感や、抑うつ、不安、不眠といった精神症状まで出現します。ただ、眼の疲れといっても、どんな具合なのか言葉で表現するのは難しいでしょう。

ある患者さんがこう言いました。

「先生、この頃、眼の息が続かなくて困るのです」

「それって、どういうことですか」

「前は本も新聞も普通に読めたのですが、五分読むと、もう眼が息切れしてしまうんです」

眼の疲労を表した絶妙な表現といえるでしょう。

実は私自身も、比較的大きな外斜位をもっています。若い時には、顕微鏡による眼科手術（眼科手術の大半は顕微鏡手術です）を数時間続けていても、あまり疲労を感じませんでしたが、五〇代後半から、長い時間続けているとあとで肩こりや、頭痛、疲労感が出ることに気づきました。

先般、斜位がどの程度肩こりに影響するかの実験を、以前から協力しているテレビの健康番組ですることになりました。慢性的に肩こりをもつ人の斜位の程度をまず調べたら、約半数が一〇プリズム以上の外斜位を示しました。これはやや大きめのずれです。

眼前四〇センチくらいのところに指を立て、ウインクして右眼、左眼でその指を見てください。背景の窓や柱の縦線を指標にすれば、どのくらいずれるかがわかります。もし指三本分以上ずれれば、一〇プリズム以上のずれということになります。

番組では、ずれの大きい三人にプリズム眼鏡で補正して生活してもらいました。すると、全員に肩こりの軽減が見られ、筋硬度計で計ってみても、数値が低下しており、筋肉がやわらかくなっていました。

わざと度の違った眼鏡をかけてもらう類似の実験では、数分のうちに肩こりや頭痛、悪心（吐き気などをもよおし気持ちが悪くなること）が生じるという報告もあります。視覚が自律神経に関連が深いことを示した結果で、テレビでの実験結果も納得できるものだと確信したのでした。

輻湊などで眼の位置を適正な位置にもってこられる、つまり補正が効く状態であれば、単に疲労どまりですが、高度な近業負荷（パソコン、ケータイなど近いところばかりを見ているのは、現代人の運命的環境なのでしょうが……）や加齢などにより補正が効きにくくなると、ものが二つに見えるとか、両眼視ができなくなるなどの、より大きな支障になり、眼以外にも症状が出現してきます。

後に述べる甲状腺眼症や、強度近視の人に生じやすい眼窩窮屈症候群においても、両眼視機能に支障が生じることが、日常生活の質を低下させる大きな問題といえます。

甲状腺と眼

「眼の異常」の訴え方は実にさまざまです。視覚に関係した表現だけでも、ぼける、かすむ、曇る、歪《ゆが》む、光る、まぶしい、ものが二つに見えるなどがあります。さらには、眼が乾く、重い、疲れる、かゆいなど、眼球やその周辺の異常を思わせる表現もまたたくさんあります。

ところが、このような異常を訴えても医師が十分その理由を説明できないことがあります。原因の一つは、ゴルフボールより少し大きい眼球という器官（視器）だけで、不都合のメカニズムを考えようとするからです。眼の機能を支えている脳の神経回路や、循環器、内分泌、免疫といった身体の仕組みまでを俯瞰《ふかん》的な視点で診療をしないと解けない問題もかなりあると私はにらんでいます。

「眼が重い」と訴えて来院した六〇歳の女性がいました。視力は良好だし、眼球自体には何の異常もありません。そこで詳しく話を聞くと、「眼が重い」は、実は瞼が重い、という意味のようでした。それなら、瞼が下がる眼瞼下垂や、瞼の裏が腫《は》れる現象に思い至ります。

改めて表情を見ると、両側の上の瞼が腫れぼったく、左右の眼の開け具合にも差があります。下を向くと眼球も瞼も通常は同時に下を向くのに、左の瞼だけ下りてこないという特徴が見つかりました。そこで「最近疲れやすかったり、息切れがしませんか」と聞くと、答えはイエス。

血液検査で甲状腺機能の過剰な活動が確認できました。甲状腺機能亢進症があったのです。ホルモン系の病気を扱う内分泌内科と共同で治療し、やがて甲状腺の状態は安定しましたが、眼のほうはあまり改善しません。二〇代くらいまでの人は、甲状腺を治療すると、眼の症状も改善することが多いですが、それ以降の場合は眼科の病気として別に取り扱う必要がでてきます。

つまり、この特徴的な眼の症状は、眼を動かす筋肉やその周囲に慢性炎症が起こる甲状腺眼症という病気でした。

甲状腺眼症にも「疲れる」「瞼が重い」といったものから、外眼筋に炎症が生じて腫れ、両眼で見るとものが二つに見える複視が出るような重症例もあります。左右どちらか、または両眼の動きが悪くなり、後天性の斜視が生じた結果です。こういう場合は、副腎ステロイドの大量投与や、放射線治療を行います。発症から時間が経過している場合は治療してもあまり改善しない、なかなか厄介な病気です。しかも、いつの間にか甲状腺の病気をわずらい、眼の症状が出たときにはもう甲状腺は正常に戻っていることもあり、実態がつかみにくいのです。

眼が疲れる、瞼が重い、眼を開けているのが辛いといった、一見重大には思えない症状を有している方のなかに、よく調べるとこの病気が潜んでいることがありますが、経験ある眼科医がその眼で診て、血液検査、ＭＲＩなどの画像検査で確認しないと見つかりにくいものです。

うつ病が視覚に悪さをする

第二次世界大戦の戦後になってもなお当分日本の医学に大きな影響を与え続けていたドイツ医学では、精神疾患を内因、外因、心因に分類して理解していました。しかし、疾患の原因を科学的に捉えようとすれば、科学的に原因が同定できないのに勝手に内因、外因、心因と決めつけることもできないはずです。それゆえ、原因を求めて、堂々巡りの不毛の議論が続きました。科学的論拠でなく、〇〇教授がそう言ったからこうだ、などという前時代的なことが、けっこうまかり通ったのです。

それが一番顕著に現れたのがうつ病です。内因性こそが真のうつ病であり、心因性はうつ病ではないと、私は医学生時代習ったことを記憶しており、そういう解釈の時代が長く続きました。

だが原因を明確にしようとしても、そこには主観が入ります。今日の米国の影響が強くなった精神医学における最新の考え方では、判断に主観が入ってしまう可能性のある原因論ではなくむしろ、問診を通してひき出される臨床像から複数の特徴を、疾患の診断基準（定義）に照らして判断する「操作的診断」を行うやり方が主流です。

ただ、こういう方法は、精神科以外であまりなじみがなく、戸惑うことになります。相変わらず、病変が見つからないのに症状だけが存在すると心因を見つけ出そうとするような実りのないことをまだやっているわけです。

眼科の病気と、精神疾患の代表であるうつ病とは全く関係ないと、多くの眼科医は思い込んでいます。精神科の医師もこの二つの関係性を簡単には疑いません。当然、患者や一般の人も同じです。しかし、よくよく診ると、この二つの領域は関連していることがあります。

私が診察した、独居老人をサポートしている五二歳の女性もそうでした。仕事は大変で、よくやっていても、「何もしてくれない」「食事もくれない」など根拠もなく非難され、暴言を吐かれることもあるそうです。相手は認知症だから仕方ないと思いながらも、女性の心は晴れません。

ある日、両眼が硬直するような気分の悪さに襲われ、物が見えにくくなりました。近所の眼科は眼精疲労と診断し、点眼薬を処方しましたが、改善しません。別の眼科で、ある程度の白内障が発見できましたが、不快感については対応してくれず、気のせいだろうと言います。

その後も症状は悪化し、物事に集中できず、眠れない日も増え、仕事にも支障が出はじめたところで井上眼科の私の外来を受診しました。

確かに、症状を説明できるような眼の病変はありません。しかしかなり憔悴《しょうすい》している表情に気付いた私は、抑うつ（気分障害）の程度を測る質問票に記入してもらいました。すると、結果は「異常」の領域に入っていたのです。しかもかなり重度に近いのです。重度だからすなわちうつ病とは断定できませんが、うつ症状が強く出ていることは確かです。

こうなると精神科医の分野ですが、精神科と聞くだけで驚き、抵抗されることがしばしばです。

そこで、「この症状は、脳の神経回路の不調のせいで起きているようです。友人の精神科医がこのような方を多く診ていますし、適切な対応をしてくれますので、紹介しましょう」と説明。

「その後、私の方でも引き続き診ますから」

と告げると、彼女は素直にアドバイスに従ってくれました。

精神科の診断はやはりうつ病。

その後、適切な薬物治療で眼の症状も改善しました。身体と心は繋がっています。これも視力と心が非常に強く関連していた例で、決して気のせいなどではない、治療すべきれっきとした病気だったのです。甲状腺などのほか、糖尿病、高血圧、高脂血症といった生活習慣病も、眼の異常として表現されることはよくありますし、ぶどう膜炎という、虹彩、毛様体、脈絡膜に生ずる炎症では、いろいろな全身病と深いかかわりをもつ場合が少なくありません（眼と心身のかかわりについては、前著『健康は〈眼〉にきけ』もご参照下さい）。

眼や視覚は、全身のいろいろな部分とハーモニーを奏でていてこそ健康です。

たかが眼、されど眼。

眼はその人の表情の中心でもあります。

眼科の診察は、大体半暗室で行うのですが、私は明るい診察室で、まずじっくりと患者さんを観察します。部屋に入ってくるとき、眼の表情や姿勢を見ただけで、今、好調なのか不調なのか、大体わかってしまいます。

眼を診ただけで、身体全部がわかるとは豪語しませんが、眼は心身の調子のもっとも敏感な表現器といえます。このことは知っておいて損はないのです。

第三章　医者の弱点教えます――誤診、たらい回しのわけ

ここまでは、病気や症状から、加齢と病気の境目を意識し、あるいは眼と全身がハーモニーを奏でているという視点で話をしてきました。ここからは、眼の病気を診る病院と医師の現況を見てみたいと思います。

大病院の眼科の多くは、角結膜、緑内障、白内障、網膜硝子体など、それぞれ専門領域の看板を上げて、最先端の治療を行っています。

これに対し、開業医は、専門性をもつことは少なく、重篤なものをそうした基幹病院に送るための選別が重要な役割となります。

それだけではありません。患者さんから見れば大学や大病院の医師よりも、開業医のほうが身近に感じるものです。そして事実、身近であるべきだと思うのです。なぜならば、

患者さんは、重大な病気ではなくても、日頃の健康上の悩みを聞いてそれがどうして生じているのか示してくれたり、たちどころに解決してくれたりすることを身近な開業医に期待しているからです。つまり、大学や大病院の出先機関とは明らかに違うことを、求めているのです。

大病院に勤務する医師と開業医とでは何が違うのでしょう。開業医の中には、特定の疾患については大学病院と同等以上の内容の医療を提供している人もいます。患者さんの些細な愁訴を大事にし、ごまかすことなく真摯に応じようとしている人もいますが、それは医学部で熱心に学べば誰でも得られるというものではありません。

ほとんどが、大学などの教育研究機関で臨床教育を受けてから、ある時期に開業医になることを決断します。教育研究機関では、必ずしも開業医向けの教育が受けられるわけではありません。開業してはじめて患者に一番求められているものは何かを知り、それらと直面する可能性が高いのです。

開業医に特に求められる患者さんとのコミュニケーション能力や、心身を俯瞰的に見る能力は、むしろ開業してから自分で開発してゆかなければならないでしょう。勤務医の時代は、医師の後ろに大学とか病院の名前があるので、それに頼って診療を進めれば概ね大過なくできたのですが、開業すれば医師と患者さんの距離は否が応でも近くなり、医者としての実力だけでなく、人間力のようなものが必要になってくるのです。

井上眼科病院の先代の理事長、井上治郎氏は私をこの病院に招聘する折に、ここは開業医に毛の生えたようなものだと断ったうえで、だから患者さんの愁訴に付きあうのがあなたの仕事だと言いました。

大学でしか診療してこなかった私に、専門性の高い診療だけが求められているわけではないということを悟らせたかったのでしょう。確かに大学なら、自分の専門の、あるいは関心のある疾患を診ればよかったかもしれませんが、眼科専門病院ではあらゆる訴えをていねいに聞きとらなければならない、自らの関心で症例を選別してはいけない、と言っているようにも聞こえたのでした。

つまり、開業医はオールラウンドプレイヤーであるべきということなのです。井上眼科病院は眼科専門病院ではあっても神経眼科部門はかなり弱点でした。井上氏は神経眼科を専門としてきた私に、それをカバーする役割を与えると同時に、一般眼科とは異なる角度から、これまで解決しにくかった眼や視覚のさまざまな問題を解くことを期待したのかもしれません。

これが後に心療眼科という、これまでほとんど未開だった領域の存在に気付かされる契機にもなったのです。

別に難しいことをしようというのではありません。ただ、患者さんの訴えに耳を傾け患者さんの目線になってそれを共に感じとり、心のキャッチボールをする気になればよいことです。しかし、残念ながら、大学病院から開業の医師に至るまで、診断基準のあるような疾患に対しては得意でも、応々にしてこのようなやり方は苦手で、結果として甚だ不十分になりやすいのです。

ちなみに、私は現在まで一〇年近く日本神経眼科学会の理事長を務めてきましたが、このたび、神経眼科の専門性を深め、関心を広げるために、神経眼科相談医制度をようやく発足させました。そして、さらに九年ほど前から心療眼科研究会を立ち上げて、眼科医に、こうした領域にもいささかでも関心を示してもらおうと、努めています。

このような経験の中から、なぜ医師と患者はわかりあえないのか、齟齬が生じやすい状況はどんなものかについて、これから取り上げてみようと思います。

高次脳が視覚の心臓部分

高次脳機能は視覚の心臓部分であると私が言っても、意味がわかる方は、たとえ医師であっても少ないのではないかと思います。高次脳機能といえば、記憶、思考、情動といった精神機能が想起されてしまうからでしょう。また、高次脳機能障害といえば、認識や記憶の障害、行動異常や失語（言語化することができない）などが有名で、視覚の不調や失敗のことは、ほとんど触れられていないからです。

でも、考えてみてください。ものを見るときには複雑なしくみが働いているということを。眼球（網膜）に入力された視覚信号は、視神経や、外側膝状体《がいそくしつじょうたい》と呼ばれる中継地を経て、後頭葉の第一次視覚野に到達します。

ここまででは、ものが「見えた」ことになりません。視野の中に何か視覚情報が入ってきたというだけで、それがどういうものか、具体的に理解はされていないのです。具体化されるのは、視覚連合野または前視覚野などと呼ばれる二次以降の脳の部位、すなわち高次脳で順次行われてゆきます。

少し詳しく書きましょう。

私たちがものを見て、それが何かを理解する時、「どこ経路」と「なに経路」の二つを経由します。例えば動いている電車の窓から景色を見ているとします。山や森を発見する時は、脳の頭頂葉を介在する「どこ経路」が活躍します。視界の中のどこに対象があるかを見定めているのです。

一方、その山や森にどんな木々が生えているのか、杉なのか、ブナなのか、松なのか、それとも紅葉した楓なのか、そういう詳細を認識するのは、側頭葉を介する「なに経路」です。

視覚信号はこの二つの主経路を通る間に、知識や記憶などと対比しつつ、最終的には前頭葉に至ります。

前頭葉は人間が他の哺乳類に較べて圧倒的に進化した部位で、ここで、皆さんが高次脳機能としてよく知っている情動、理性、知性が働きます。ここは、記憶などが貯蔵され、情動に関与する海馬や扁桃体など大脳辺縁系と呼ばれる部位からも強い投射を受けているため、見た対象がいつ会った誰だとか、美しいとか汚いとか、好きだとか嫌いだとかいうように視覚情報が具体化されています。笑いという人間だけにあるとされる感動表現もここで発現しています。

視覚関連の高次脳は視覚信号が入力する前にすでに機能しはじめています。

私たちが日常的にものを見ているときは、対象物はいろいろな背景の中に存在しており、さまざまな角度、距離、動きを伴っています。しかも見ようとしている人間自体も多かれ少なかれ動いているのが普通です。明るさや、光の方向も変化するし、対象物の質感もまちまちです。

空間的にも質的にも、非常に複雑な条件でものを見ているのだということに、もう一度思いを致してください。そういう複雑な条件を、高次脳が瞬時に判断して、眼球運動を駆動させ、眼の位置を対象物に正確に向かわせます。同時に焦点も目標距離に従って合わせ、絞りも適切に調整するようにシステム化されています。つまりものを見ようとする時に適切な視覚情報を得るための複雑な計算をするのも、高次脳機能の大事な役割です。

こうした複雑な視覚のしくみを総合的に評価する方法は、残念ながらまだ、開発されていません。眼科で発達してきた検査方法は主として眼球や視神経が健常に働いているかどうかの評価に偏っており、人間の精緻な視覚機能を実現するのに必須な、高次脳機能については、少なくともこれまでは眼科の領域外として、関心が乏しかったのです。

それなら眼科以外の科で、それをやっているのかと言えば、それもほとんどありません。心理学を専攻していたり、労働医学、交通医学などの領域の研究で、視覚と関係のある脳の機能を測るような試みが多少見られるにすぎません。たとえば、眼科の視野検査では正常でも、加齢とともに使える視野の範囲は狭まるといった、なかなか興味深い研究です。

ただし、これまで、ほとんど無視されてきた日常視の評価として、その人のもつ最良の見え方が、どれだけ持続するのかといった研究は見当たりません。前章で、「目の息が続かない」と言った方の話をしましたが、視覚系に不都合のある人や高齢者では、持続力も低下しているようです。これも視覚の高次脳機能の疲労による影響として説明できるかもしれません。視覚という高度で精緻な機能を理解するには、心臓部というべき視覚関連高次脳機能について、まだまだ適切な考察も評価法もないのが、悲しいかな現実です。

「眼が痛い」「まぶしい」は、医者泣かせ

一般に医師というのはプライドの高い動物らしく、自分の知識や想像の範囲を超えることを患者さんが訴えると思考を止めてしまう人もいます。「ありえない」「気のせい」と言い放ち、中には怒り出す医師もいるとか。

なかでも眼科医泣かせは、「眼が痛い」「眼がまぶしい」という愁訴です。

眼球や周囲に炎症があったり、あるいは眼圧が非常に高くなっているとなれば、直ちに治療の対象になります。が、そのような症例に出会うのはむしろ稀です。また、眼表面にキズがあれば納得がゆきますが、少しくらいのキズでは、全く何も感じない人もおり、自然に治ってしまうことさえよくあります。

残念ながら、ほとんどの眼科医は痛みの具体的な性質や特徴、頻度、持続時間などを患者さんから詳しく聴取することは滅多にありません。診察してみて、その原因かどうかわからないような小さな変化を見つけて、点眼を処方しているのが現状かと思われます。

強く持続的な痛みなら、眼のどこかに異変があるはずだと誰もが考えますが、眼球には痛みに対応する所見がないこともままあります。この場合、感覚神経の過敏性という脳のメカニズムを持ち込まないと理解できないのです。

眼がまぶしい（羞明《しゅうめい》）という感覚も、痛みのメカニズムと近いものがあります。つまり、光の刺激が直接、または副交感神経系を介して三叉神経に入る回路が想定されます。三叉神経は、眼の周辺の痛みなどの感覚を支配している神経で、刺激の信号はそこから視床《ししょう》という脳にある感覚情報の中継点に入ります。視床には網膜からの直接投射もあり、その両方からの刺激を受けて異常な興奮を大脳皮質に伝えるため、痛みやまぶしさという不快な感覚を構成しているものと推定されます。

「痛いほどまぶしい」という表現が存在します。これは神経の回路「痛い」と「まぶしい」がとても近い関係にある感覚であることを図らずも表現している、見事な日本語だと思います。同時に、この表現には、眼だけを診る医者には実態がわからないという事実も含意されているのです。

誤診されやすい眼瞼けいれん

眼瞼《がんけん》けいれんという病気があります。これは瞼《まぶた》の運動を司る脳内の神経回路に問題がある病気です。

ここへきて、決して珍しい病気ではないこと、患者さんは軽症でも非常に辛い状態にあることがわかってきました。ところが、一〇年前の眼科の教科書にはほとんど記載がないか、あっても不適切なものでした。今もよほど勉強している眼科医でないと、診断がつけられないことが、大問題です。

私も二〇年前は眼瞼けいれんや片側《へんそく》顔面けいれんという病気については通り一遍の知識しかなく、漠然と瞼がピクピク動く病気かと思っていました。それまで勤めていた大学の眼科外来で「瞼が重い」「眼をつぶってしまう」などと訴える患者さんがいても、上の瞼をもち上げる筋肉の力が落ちてくる加齢性の眼瞼下垂しか頭に浮かびませんでした。まして、この病気の最も特徴的な、

「眼をつぶっている方が楽なのですが」

という訴えを聞いても、その真意がわからず、

「誰だって、眼を開いているよりは楽に決まっているでしょう」

と呟くばかりでした。実際、何を検査すべきかわからず、

「眼は正常です」

と言って、お帰りいただいていたような次第でした。

その後、臨床第一線の井上眼科病院に異動してはじめて、これらの病気の複雑さ、厳しさをようやく認識するようになりました。

この病気は眼や眼の周囲に異常感がありますが、その場所に実は病変は存在しないという、ちょっと理解しにくい特徴があります。不具合は、脳のコンピュータの制御機構に発生しており、神経伝達の不調と言い換えてもいいでしょう。

次頁の図のように、病気の成り立ちを三つの要素がまざり合い、影響し合っているものだと考えると、よく理解できます。

瞼の運動を駆動させるメカニズムの故障が、第一の問題です。瞼を開けるというごく当

眼瞼けいれんを構成する３つの要素

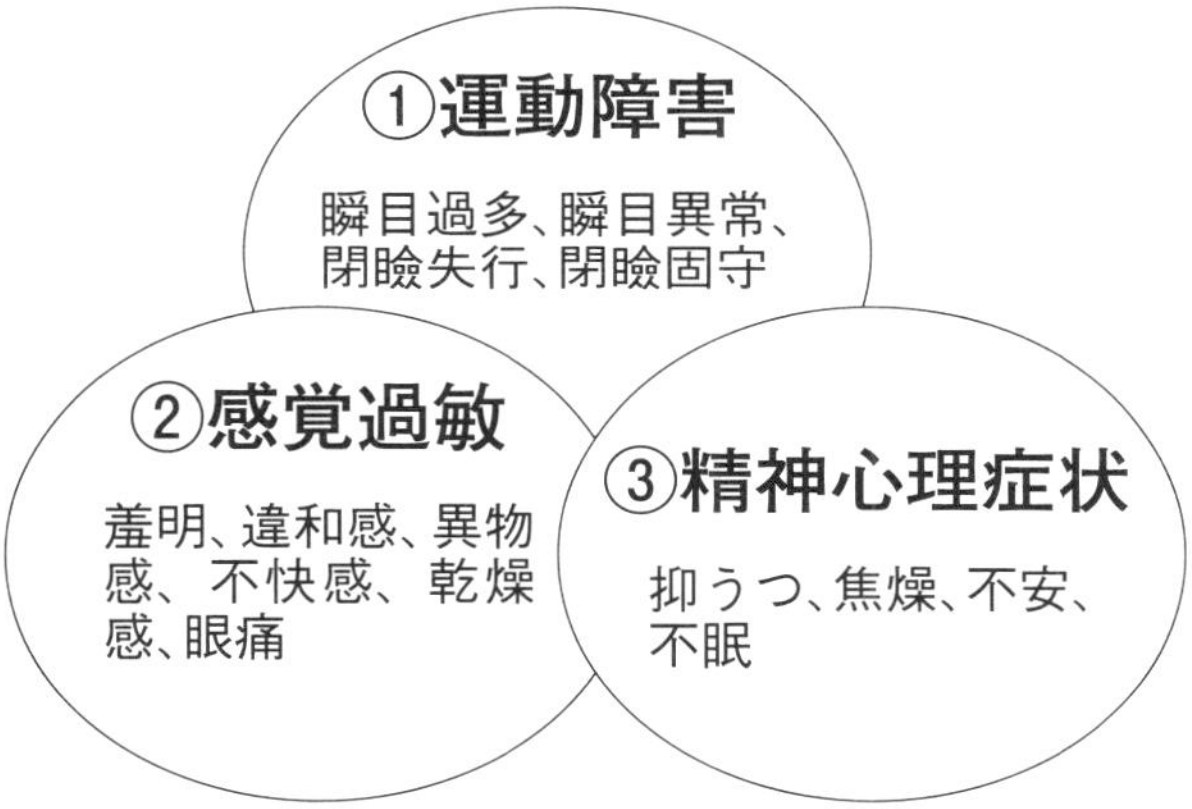

たり前の動作にかなり余分なエネルギーを必要とし、眼を自在に開けることが困難と感じられます（本人ははっきりそう感じていないこともあり、そこが難しいところです）。

「けいれん」と名付けられるようなピクピクする動きはないことが多いのですが、まぶしそうな眼を細める表情になったり、瞬きがふえたり、瞬きをしようとしても円滑にできなかったり、動作に遅れが出たり、つかえたりといろいろな形で現れることがわかりました。重症になれば常時不調になり、眼を開けたくても開けられなくなり、一人で外出することもままならなくなります。

第二の要素は、眼や眼の周りの感覚過敏です。まぶしさ、乾燥感、異物感、痛み、あるいは、「重い」「しょぼしょぼする」「ちくちくする」「しみる」など人によって感じ方や表現はまちまちですが、極めて不快な自覚症状が持続的に出現し、いつもいつも自分の眼に意識が行ってしまう状態です。この感覚過敏は大脳の視床を通る神経伝達に故障が生じているためと推定されます。

第三の要素は、精神心理症状です。抑うつ、焦燥、不安、不眠などが出現します。第一、第二の不都合があれば、当然、日常生活に大きな支障をきたし、仕事や家事などの社会生活、人とのコミュニケーションにも不具合が生じてきますから、心理的には非常に辛い状況になるでしょう。

しかし、情動との関係が見られる前帯状回《ぜんたいじょうかい》という場所にも機能変化が生じているという研究結果があることから、私はこの病気が生じるメカニズムの中に、精神心理症状を引き起こす要素もあるのだろうと推定しています。

もっとも、うつ病、統合失調症や、さまざまな不安症や不眠のために処方された向精神薬や睡眠導入薬の連用が、この病気を引き起こすことは紛れもない事実です。これについては、私たちのグループが眼瞼けいれんとの関連性を突き止め、英文科学誌に発表しました。この大問題については、あとで詳しく述べることにしましょう。

以上の三つの要素は、症例によってそれぞれの大きさが異なり、例えば①瞼の運動異常が目立つ人、②眼の頑固な不快感が目立つ人、③抑うつ感が目立つ人、といろいろなパターンがあります。
①の人は、この病気を知っている医師にかかれば、すぐにわかりますが、軽症ではいつも症状が出ているわけではないので、「正常」と言われてしまう可能性があります。
②はドライアイとされてしまう可能性が最も大きく、もちろん、その治療を受けても改善しません。大した眼の所見はないのに、患者さんはくり返し症状を訴えるので、眼科医は困り、自律神経失調症、更年期障害、不安神経症などを疑い、心療内科などを紹介してしまうケースが少なくありません。②はとくに、薬物性の眼瞼けいれんで目立つ型です。
③は、眼科などから紹介された精神科や心療内科では、眼に心の関わる病気は存在しないという前提で診療しますから、種々の向精神薬を処方してしまう場合があり、これは病気を悪化させる方向に働く可能性が大になります。
すべての眼科医、神経内科医、精神科医がこの病気を熟知しているわけではないため、

病気の正体を知るチャンスをみすみす失ってしまう事例もあり、残念です。日本以外の国ではさらに顕著で、私のところに中国や台湾、香港からも患者さんが来ます。なかには世界的に有名な米国の眼科病院でも診断のつかなかった人も含まれています。

眼瞼けいれんを熟知する医師は、眼科医の中にも増えていますが、まだ一〇人か一五人に一人くらいでしょう。

医師の勉強不足といってしまえばそれまでですが、医師に完璧を求めることはできない相談です。医療費を抑えたい政府には制限しようという動きが見られますが、今のところ、どこでも何度でも自由に医師にかかることができる「フリーアクセス」が日本では保証されています。ですから、納得のゆく診断が得られるまで、患者さんは何軒でも医療機関を訪れればよいのです。眼瞼けいれんのような誤診されやすい病気の場合はなおさらです。

この病気を抱えて生活する不都合や苦しさは、本人でないとわからないでしょう。ちなみに、「眼瞼・顔面けいれん友の会」を対象にした調査では、「健康に関与することのために（健康を害したことで）死にたいと思ったことはありますか」という質問をしたところ、三〇パーセントが「ある」と答えています。

先日、当院の神経眼科外来を受けもっている医師が、担当していた眼瞼けいれんの若い女性患者が自殺したと、がっかりした表情で報告してくれました。これはそれほど辛い病気なのです。外見的にはあまり辛そうには見えない症例も少なくないので、同じような苦しみを抱えている人が他にもいるとは思いもせず、うつうつとしている人も多いのです。私は何人かの患者さんに、情報交換の場として、当事者の会を立ち上げてみてはどうかともちかけました。それがこの「友の会」です。

患者さん同士の交流や情報交換だけでなく、この病気が社会の中で、もっと理解されるための啓発運動も積極的に行い、成果を上げています。

さて、眼瞼けいれんが、白内障手術のあとに発覚することがあります。術後に眼瞼けいれんと診断された患者さんの多くは、眼瞼けいれんが医師に気付かれず、種々の訴えの原因は白内障だと診断されていた可能性があります。もしかすると、眼瞼けいれんはただ潜んでいただけで、手術をきっかけに表面化したのかもしれません。どちらの場合でも、患者さんは白内障手術そのものに問題があったと思い込みやすいし、実際白内障手術が失敗したんだと堅く信じて、執刀医とトラブルになっていたケースもありました。これも第一章で紹介した白内障術後不適応症候群の一例です。

私たちが調べた術後不適応症候群としての眼瞼けいれん三五例のうち、二五例（七四パーセント）は、眼瞼けいれんに対応した治療で、改善またはやや改善を示しました。この疾患は眼に症状が出ていますが、原因は脳の神経回路の一部に故障が生じたことです。とはいえ、頭部ＭＲＩは正常で脳に腫瘍などの治療すべき病変が見つかるわけではないので、根本治療はできないのです。

ただし、この病気の危険因子となっている睡眠導入薬などの薬物を利用していた症例は、二三例あり、その減量、中止は根本治療にちかい結果が得られました（後程詳述します）。ただし、そもそも依存性の高い薬で、減量中止に成功したのは一四例にすぎません。

根本治療が不能なときは、症状を軽減させる効果を期待する対症治療が選択肢になります。私が患者さんにすすめているのは特殊眼鏡の装用です。これは、この病気の悪化因子とされる短波長の光を遮るレンズと、眼鏡の上部に「クラッチ」（松葉づえの意味）という棒をつけ、下がってくる上瞼を支える機能を組み合わせた、特殊眼鏡です。

クラッチは、脳に「このあたりに不快感がある」とフィードバックさせるだけでなく、一種のマッサージ効果に加え、瞼を上げる力を多少助ける効果もあります。

次いで多いのが、世界中で眼瞼けいれんの対症療法として第一選択と考えられているボツリヌス治療です。麻酔効果のあるボツリヌス毒素を、瞼の周囲に何か所か少量ずつ注射し、眼をつぶるための眼輪筋の作用を弱めるものです。通常の麻酔薬は、すぐに覚めてしまいますが、ボツリヌスは二―三か月効果が持続するので、十数年前からこの病気に用いられるようになったのです。毒素だからこわいという人がいますが、治療に使うのは微量で、一度に一〇〇本以上注射をしない限り、致死量にはなりません。

ただし、根本的にこの病気を消失させることは、極めて難しく、結局患者さんは、病気を十分に理解しながら、危険因子をできるだけ避け、対症療法を利用しながら、病気と共存してゆくしかありません。

眼瞼けいれんと付き合っていくには、この病の特徴を理解することも大事な要素になります。高度の知覚過敏があり、さまざまな雑音、邪魔者が介在してくると、影響を受けやすいのです。邪魔者というのは、日常のストレスや心配事、心身の疲労を生じさせるものや、あるいは日光や照明、風などの環境因子、化学物質や薬物の場合もあります。白内障手術という視覚環境変化を伴うイベントも、ストレスのひとつと解釈すれば、首肯できるでしょう。

こうしたことをふまえた上で、第一章で述べた生活のダウンサイジングを行うことは、病気と共生するのに必要な方略だと思います。

耳鳴りならぬ目鳴り

さて、本当はやらないほうがよい、あるいはする必要のない手術をしてしまい、術後とても困っている例を時々見ます。

例えば、廃用性斜視になっている斜視眼を、白内障があるからと手術してしまった場合です。廃用性斜視とは眼病など何らかの理由で片眼がうまく使えなくなってしまったために、その眼に位置ずれが生じてしまった状態です。

廃用性斜視の白内障を手術するとどうなるか。確かに水晶体の濁りを取って眼内レンズを入れるのですから、視力の向上が期待できます。

しかし、患者さんの両眼視機能はすでに欠如しているので、その斜視眼から入るとんでもない方向からの視覚情報や歪《ゆが》んだ視覚情報は、視覚中枢から見ればノイズでしかありません。それまではそのノイズをうまく消して適応していたのに、手術をしたために外からの不適切なノイズの音量がいきなり大きくなり、脳は混乱に陥ります。

この状態を、私は耳鳴りならぬ「目鳴り」と称しています。

こんな例を紹介しましょう。

右眼で見るとものが歪んで見えるという六〇代の男性。受診した病院の眼科では、網膜の中心部分にあって最も感度が良い黄斑という部分に、出血しやすい新生血管が出現してくる加齢黄斑変性症があると診断されました。そのため新生血管を増やさないための薬物注射を何度かこころみました。

しかし視力は改善しないばかりか、どんな光でもとてもまぶしく感じ、うす暗いところでも不快な状態が持続するようになります。時にはその眼に痛みさえ感じます。医師には、これ以上の治療は無理と言われ、セカンドオピニオン（別の医師の見解）を求めて、井上眼科を受診しました。

患者さんは医師不信に陥っていましたが、何の医療的過誤もありませんでした。この病気によっていったん冒された網膜は元通りにはならないため、視力の回復はこれ以上望めないという医師の見解も正しいのです。

私が、そのことを伝えると、患者さんは憮然《ぶぜん》とした表情になりました。どうやら受けていた薬物注射の治療法に、過大ともいえる期待を抱いていたようでした。

そこで、私はまぶしいと感じる理由をこう説明しました。

「耳鳴りを知っているでしょう。あなたの右眼は、病気のため耳鳴りならぬ目鳴りが発生しているのです。左右の眼球に入った像は脳で一緒にされ、人は初めて『見える』と感じます。しかしあなたの右眼からはノイズが来るので、脳は右眼からの像を拒絶する。それが『まぶしい』という感覚になるようです」

最初はどこか解せない様子でしたが、しばらく黙っていた彼はやがて
「なるほど、だから右眼を閉じたくなるんですね」

と理解してくれました。

私はこの男性に、右眼に入る光を遮る眼鏡があることを伝えました。

実はこの眼鏡、こういう頑固な目鳴りを抱える人のために、東海光学という会社と私が共同で作成し、特許を得て、「オクルア」という商品名で売り出したものです。

眼帯をすればいいではないかと思われるでしょうが、患者さんたちは、いつも眼帯をしているのは病気を宣伝しているかのようで嫌だと言います。

オクルアは、遮閉効果を十分にしながら、外から見れば、一見して普通の眼鏡に見えるので、男女を問わず装用するのに抵抗がありません。この患者さんも、オクルア眼鏡を使い、今では病気とうまく共存しています。

目鳴りがずっと続くことは、その人にとって非常に過酷な状態ですが、それに気付かない眼科医も多いのです。

両眼とも強い近視のある三〇歳の男性。左眼の円錐角膜（角膜が円錐状に突出して、強い近視、乱視の原因や、角膜混濁の原因となる疾患）のために、角膜内リング法という新しい技術の手術を受けました。ところが、リングがうまく角膜内に生着せず、角膜移植となってしまいました。角膜移植は臓器移植の中で最も歴史が古いもので、この男性の手術もうまくゆきました。

しかし、右眼は眼鏡でよく見えますが、移植した左眼の視力はせいぜい〇・四どまりでした。手術以来、左眼の強い痛みが続き、次第に不眠、焦燥といった精神症状も出現し、仕事を休むようになりました。

手術を受けた病院では、移植はうまくいっており、痛みの原因になるような炎症や傷もないといわれ、痛みどめを何回か処方してもらいましたが、一向に改善しません。他の眼科でも、痛みの原因は不明でした。手術した医師はもうお手上げだと心療内科に紹介しました。そこでは、鎮痛薬、抗不安薬、抗うつ薬などを次々処方してくれましたが、痛みは止まらないばかりか、副作用に苦しみました。東京の有名大学病院もいくつも受診しましたが、結果は同じ。最後には、

「眼科は、眼をよくするところで、痛みをとるところではない」

と大学病院の医師に怒鳴られたと言います。

「ここが最後と思ってきました」

悲愴な表情で彼は私に、ぼそりと言いました。

これは、医師にとってとても辛い言葉です。信頼してくれるのは嬉しいですが、すでに一〇軒に余る医療施設で、ありとあらゆる試みをしてきたのですから、またもがっかりさせる可能性も大きいわけです。

一通り、診察を終えて、

「左眼をつぶっても、痛みはあるのですか」

と聞きますと、「開いても、つぶっても痛いです」と答えます。

「一日中、左眼だけが痛いのですね」

「いつも左眼です。朝から痛いですが、午後とても痛くなります」

「では、ずっと左眼を隠しておいたらどうなりますか」

「はい、実は、最初のころ、左眼に眼帯をしたら、痛みが少し減ったような気がしたのです。でも、それを眼科の先生にいったら、眼帯をしていたらその眼はもっと悪くなるぞときつく言われたので、やめました」

私は、ははあやっぱりと確信しました。先に例としてあげた加齢黄斑変性の方と同じパターンです。

左右眼を足し算しようとする脳にとって、左眼からの信号はノイズでしかないのです。痛みを訴える左眼は明らかに目鳴りの状態にあるのです。だから、眼帯をして、左眼に光を入れないでおけば、痛みは発生しにくくなります。

当の患者さんは、図らずも自分で実験していたのですが、想像力の乏しい、教科書しか知らない医師が、そのことに気付かなかったわけです。

強度近視という意外な犯人

さて、強度近視が引き起こす現象も、一部の医師を困惑させます。強度近視をもつ人は、いくつかの疫学調査で、日本人の六―八パーセントに上ると推定されています。これは白人の二倍とも、三倍ともいわれます。強度近視は、医学的に、矯正するのに必要な眼鏡の凹レンズの度が6ジオプターを超えるもので、通常の眼の長さ（長軸）は二六ミリを超える（二三・五―二四ミリが正常範囲）と定義されます。

強度近視の人は、裸眼では遠方が著しくぼやけるので、いつも眼鏡やコンタクトレンズを手放せません。その上、網膜の変性や裂孔（穴が開く）、白内障、緑内障が起こりやすいことがわかっていますから、なかなか苦労します。ちなみに、強度近視の人はなぜか、概ね知識欲が高く、読書が好きです。

さて、ここに紹介する五〇代の男性も、一流大学を出て、大企業で活躍していました。中学生の頃から強い近視で、眼鏡生活です。三〇歳頃からぼやけ方が強くなり、何度も眼鏡を取り換えたりコンタクトレンズを使ってみたりしましたが、満足できる状態とはゆかなかったそうです。

そんな中、数メートル先から歩いてくる人がダブって見え、驚いてよく見直せば一人になるといった体験を繰り返しました。眼科には大学病院も含めて何軒も、さらには神経内科や脳外科も受診しましたが、「強度近視以外の異常はない」「脳は正常」などとされ、ある医師からは「気のせいだ、精神科にも相談したらどうか」とまで言われたそうです。

この患者さんをよくよく診察したら、原因が判明しました。数年前に我々が発見し報告した眼窩《がんか》窮屈《きゆうくつ》病です。眼球周囲を撮影したＭＲＩ画像は大いに参考になりますが、放射線科医の読影の結果は「異常なし」でした。この病態をよく知っている人なら、MRIに出てくるわずかな変化を見落とさないはずですが、そうでなければ「異常なし」とされ、診断がつかないまま過ぎてゆくことも多いのです。

通常の近視は成人後ほとんど進行しませんが、強度近視は成人後も眼球が前後方向に拡大していきます。しかし、眼窩のサイズは不変なので、窮屈になって左右の眼球の位置や動きにずれが生じます。

人間は眼球運動によって近くを見たり遠くを見たりしていますが、それは眼が勝手にやるのでなく、高次脳で素早く計算して、外眼筋（眼を動かす筋肉）に運動を命じているのです。この男性の場合は眼窩いっぱいに眼球が拡大したため窮屈になりその位置の調整をしきれずに物が二つに見えるようになったと考えられます。両眼視機能が壊れたのです。

この症状は、まず遠くを見るときに出ることがわかっています。日本人には強度近視が多く、特に骨格が小さい女性に現れやすいもので、決して珍しい病態ではありません。ただ、我々が報告してまだ日が浅いこともあってか、眼科の世界にまだ十分浸透できていないと思われます。ところで、窮屈の状態がひどくなると「固定内斜視」といって、眼球が内側に固定して動かなくなってしまう病気になります。これは古くから知られていましたが、そのごくごく軽症型とも考えられる眼窩窮屈病の存在は、長い間臨床医に気付かれず、原因不明の複視とされていました。

さて、この患者さんについては、見え方を補正するプリズム眼鏡の装用で症状を軽減できました。理由が判明して前向きになれたのか、この男性、長年温めていた起業の決断を固めたそうです。

心因性を化け物扱いする医師

医師は、その症状を説明できる病が見つからないと、心因性視覚異常というように心因性という用語をいとも簡単に、あたかも医学用語であるかのように言います。そして、そのとたん、大した病気ではないとか、真の病気でないと感じて急に興味をなくします。患者さんが苦しんでいても、「気のせいだから、もう病院に来ないでよい」と足蹴にする医師さえいるようです。

そこには、説明のつかないものに対する科学的謙虚さはなく、心因、つまり「気のせい」「お前のせい」にしてしまうという、医療者としての愛情は微塵《みじん》も感じられない風景があります。不可思議な病気や症状を見て、「狐がついた」と化け物扱いした時代と、今日の状況は何ら変わっていないといえなくもありません。

心因性（または非器質性＝眼や視路に異常がない）として、眼科で非常に多いのが視力低下です。

これは片眼に起こることも、両眼に起こることもあります。解剖学的にはどこにも異常がありません。このように、炎症とか腫瘍とか医学的に同定できる病変なしに生ずる場合、日本の臨床医学ではなぜか伝統的にヒステリーとか心因性という用語が用いられてきました。ヒステリーは子宮に相当する語で、女性差別だと嫌われるようになり、最近は心因性がよく使われます。

心因という言葉を辞書で引いてみても「心理的、精神的な原因」と書かれているだけで、何がどうしてどうなることなのか、さっぱりわかりません。

医学的にも、心因性視覚障害を証明できる方略はないし、当然臨床検査法もありません。

要するに、神経生理病理学的には不明なメカニズムで生じているといわざるをえません。

科学的に証明するのは無理という立場から、心因性という用語は不適切とされ、今は、海外ではほとんど使われません。かわりに、「非器質性」「機能性」「原因の同定できない」という言葉を使います。

私は、ものを見るか見ないかの最終的スイッチの役割を果たすところが脳のどこかにあって、それが後天的な何か（神経心理学的要素、免疫学的要素、遺伝子的要素などの単体、あるいはそれらの複合）によって影響を受け、うまく作動しない状態になっているのではないかと、にらんでいます。今日の医学では検出できないけれども、確かに実体のある原因が存在するはずです。いつかスイッチの正体がつかめるのではないかと期待しているのです。

ところで、心の複雑な背景が、視覚の問題として表現されうることは、心療眼科医たる筆者としては捨ておけません。

子どもから大人まで、随分多くの心因性視覚障害というべき症例に遭遇してきましたが、ひとつだけ共通項があります。いい加減な性格の人は一人もいないということです。

皆、過剰なほどまじめに人生と向き合っています。子どもは、勉強を一生懸命やり、本当はさぼりたい習い事も懸命にとり組みます。大人も仕事を根つめて頑張ります。しかも、自分の主張を押し通そうとするよりも、和を重視する人が多いのです。

しかし、どこかで無理は生じます。やがて、はじめは得られていた周囲の協力も得られなくなり、それが自分の思いとは違うことで、心の負担になるという、よくない循環に入ってゆくようです。そこで、先ほどのものを見るスイッチが切れる。切れなければ、本人の人格が切れてしまうので、これは助け船の症状とも言えるのです。

診察室に入ってくる時の眼の表情、話しをしている態度は誠実そのものであり、そういう様子を見るにつけ、私は何とかもう一艘、医療の面で助け船を出したいと思うのです。

サリンテロ被害者の後遺症

さて、かつての眼科医学の教科書には出てこなかった症例に出会うこともあります。

地下鉄サリンテロ事件に巻き込まれた被害者の、発生五年後の健康診断をもとにした広島大学の調査では、「事件後から眼が疲れやすくなった」などと、眼の不調を訴える被害者が六割以上あり、その後一〇年間も、なお症状が継続している人が大半だというデータが明らかになりました。このことが報道されたのは、テロから二〇年目のことです。

私もテロから約六年後、眼や視覚の不都合を訴える人が七～八割に上ることを、NPO法人リカバリー・サポート・センター（RSC）という、被害者の相談にのっている団体から聞いた時は、とても驚きました。その大半は眼科を受診しても異常なし、気のせいなどと言われているそうで、神経眼科で診てもらえば病変がわかるかもしれないというある医師の助言もあって、RSCの方が私のところへ相談に見えたのでした。

それをきっかけにサリン事件の被害者を約三五〇人診察することになりました。このうち三〇五名のデータをまとめたところ、五一パーセントにあたる一五七例は、老眼、白内障、飛蚊症、乾き目など生理的範囲もしくは加齢による異常で、テロに遭わなくても生ずる可能性の高いものでした。ただ、眼や身体のどこかに多少なりとも不調を感ずると、どうしても事件がフラッシュバックしてしまう特徴がありました。サリン曝露の急性期には、視野が狭くなる、暗くなる、眼が痛い、瞳が小さくなるなど眼の異常が前面に出ていたこともあって、特に眼に関する不調が生じると事件を思い出してしまうこともわかりました。

一方、残りの一四八例には、眼科、神経眼科的に病的な状態を指摘できるものでした。このうち約四〇パーセントにあたる五八例では、サリンとの関与が強く疑われるものでした。瞳孔が小さい例や、暗室でも瞳孔が広がらないといった例が最も多く、次いで、ピントが合わない、眼瞼けいれん、眼球運動異常が多く見られました。いずれも、一般眼科ではほとんど注意して診察することのない異常で、それまでわからなかったのも頷けます。

この中には、横書きの文書が読めなくなったという中年男性もいました。眼球運動の状態を調べると、水平の運動が、垂直のそれに比して明らかに円滑さを欠いています。その方は、それまで勤務していた会社の業務が不可能になり、転職せざるを得ませんでした。

この眼球運動の障害も、ピントが合わないという現象も、眼瞼けいれんも、いずれも眼球そのものの異常ではなく、大脳のコンピュータ制御機構が壊れた結果です。サリンという神経毒ガスが脳細胞を直接攻撃して、高次脳機能の機構を破損に導いたことが考えられます

さらに、サリンによって副交感神経が過剰に作動し、瞳孔は生理的範囲を遥かに超えて縮瞳しました。同様にピントを合わせる毛様体筋も通常では考えられないほど収縮したの

です。

つまり、ピントを合わせる調節機構、そこに眼の位置を合せる眼球運動、それに絞りを合わせるという三つの機能に合った精密な関係式が壊れてしまった事態が十分に考えられるのです。

画像診断が進歩しても、こうした微細な変化は捉えられるものではありません。ここに神経ガスによる影響を正しくとらえることの難しさがあります。

湾岸戦争の折りに用いられたサリンやシクロサリンに曝露した米国の退役軍人の頭部MRIを見ると、海馬の体積が明らかに縮小しているとの研究結果が出ています。海馬は、特に記憶や臭い、空間認知に関わる中枢で、アルツハイマー病で最初に変化が出現する部位としても有名です。地下鉄サリンテロの被害者に対する画像研究でも、大脳辺縁系と関連の深い島皮質の変化が指摘されており、サリンが中枢神経系にいかに毒性を発揮するかが理解できます。

しかし、こういうことは、多くのサンプルを比較してはじめて明らかになる微細な変化で、しかも何年もかかってはっきりしてくるものでもあります。

そのことを理解すれば、画像に表れないから症状があっても脳には関係ないとか、心因性だろうなどと考えるのは、科学者としても医師としても、いかにも浅薄な考え方だと言わざるをえません。

化学物質過敏症が軽視されている

サリンテロに遭遇した方で、化学物質過敏症になってしまった方も少なくありません。化学物質過敏症もまた、身体のどこにでも症状が出現するので、◯◯科、◯◯科と縦割りになっている病院では、この症候群を熟知した医師に出会わないと、とても診断には至りません。それに、症状が多様で、これがあれば間違いないといった確定診断の指標がないこと（むしろそれが特徴なこと）が、臨床医学から軽視もしくは無視されてしまう原因になっています。つまり、わからないものは気のせい、異常なしにしてしまう医師の性癖の影響を受けやすいのです。

眼は化学物質過敏の症状が出やすい器官のひとつと思われます。身体の外に露出していて、かつ脳に近く、しかも精密な感覚器だから当然かもしれません。

強膜炎を繰り返し、眼球の痛みと充血が生じるたびに受診する三〇代の女性について紹介しましょう。

彼女は副腎ステロイド点眼で若干改善しますが、暫くするとまた来院します。よく話を聞いてみると、そのようになったのは新築マンションで新婚生活を始めた頃からだというのです。

私は、化学物質過敏症の一つである、シックハウス症候群の可能性を示し、当分の間、実家に避難して過ごすことを提案しました。

はじめは提案に戸惑い、疑心暗鬼もあるようでしたが、私が、

「こういうことは実験してみないと、確認できないので……」

と説得すると、折よくご主人の長期出張とも重なったこともあって、一週間の実家生活となりました。すると不思議なことに、ぴたりと強膜炎の再発が止まったのです。

しかも、翌日元のマンションに戻ったとたんに強膜炎が再発し、

「やはり、先生の言うとおり」

ということになったのでした。

化学物質による健康障害は、一般の医学者たちは関心をもちません。診断基準という枠組み、臨床統計といった手法になじまない多様性がありすぎるからです。さらに各科の教科書にはほとんど触れられていません。それゆえ、一例一例積み重ねるしか、「一流の医学者」を説得する術はないのです。

我々の環境にはおそらく何万、何十万もの種類の化学物質が、氾濫しています。そのどれが、どのような因果関係をもって、人の身体に悪影響を及ぼしているのかは定かではありません。

化学物質過敏症のことを、米国では multi chemical sensitivity《マルチ・ケミカル・センシティビティ》（ＭＣＳ）と呼称するように、多くの場合、発症に関連する化学物質は多種類であり、それらが免疫系、循環器系、自律神経系、内分泌系などを乱していると考えられています。

しかも特効薬はありませんので、多種類の化学物質に反応する人は、なかなか社会生活が大変です。

化学物質過敏症が関与していると考えざるを得ない症例は決してまれではありません。起こって当然という感覚が生活者にとって重要です。自分の苦手な環境物質を感じとって、それを注意して避けるという自己防衛こそ最も大切です。それによって、時間はかかっても、ある程度の自然回復は見込めると思います。

その間の経済的保障など、国はもっと患者さんに手を差し伸べるべきですし、化学物質の曝露に対して今まで以上に敏感になって、医療、福祉の両面からの支援、化学物質関連企業への責任分担などを含めて、対策をとらなければいけないと考えます。

ネオニコチノイドの危険

私が眼科医として医局に入ったのは、一九七六年、北里大学の石川哲教授のもとでした。教授は、それより一〇年ほど前から、子どもの近視の増加と、日本で盛んに使用されている有機リン系農薬との間に関連があると睨んで、研究を続けていました。

その結果、有機リン農薬や、類似するカルバメイト農薬の生物に対する影響が明るみになり、次第に毒性の低い農薬が用いられるようになってゆきました。しかしそれでも、低毒性のものに長期間曝露すると、やはり問題が生ずる可能性はありうるでしょう。

その頃から三〇年以上の時間が経過しました。日本の農薬問題は相当改善しているのだろうと、調べもせずに勝手に思っていました。ところが、たまたま脳神経学者の黒田洋一郎・木村－黒田純子夫妻による『発達障害の原因と発症メカニズム』（河出書房新社）を読んでびっくりしてしまいました。日米欧で自閉症を含む発達障害が増加しているというのは、科学的にも確かだということ、それは遺伝因子要因より環境要因が強いことを、脳科学者らしい丁寧な検証で示しています。その上でさまざまな化学物質が、胎生期から乳幼児期のシナプス形成に有害な影響を与えると説明しているのです。

黒田夫妻は、有機リン系農薬、その他の農薬に触れつつ、使用量が急増しているネオニコチノイド系農薬の脳への影響を強く懸念しています。ネオニコチノイドは弱毒性という触れ込みですが、植物の隅々まで浸透することがわかっています。最近、各国で起こっている蜜蜂の大量死の有力な原因とされ、すでにフランス、ドイツ、米国の一部の州では規制や対策がとられています。農薬王国日本では、まだ一部のメディアが取り上げているだけで、厚労省や国は全く無頓着に見えます。

日本は、高度成長期の経済の急成長の陰で、公害問題を引き起こしました。日本の叡智と努力によって、ある程度は自然を取り戻してきたようにも見えました。ところが、その反動でしょうか、またも別の形で公害問題が出てきたようにも思えます。

ことは、次の世代を担う子どもたちの脳の問題です。緊急度から言えば、原発事故の対処と同じだと思います。次世代に夢がなければ、我々大人は安心して死ねないはずです。

睡眠導入薬の罪深いいたずら

一二年あまり前のことです。『メディカル朝日』という一般臨床医向けの雑誌に載っていた、「ベンゾジアゼピン系製剤の常用量依存について」という論文に、ふと目が留まりました。

ベンゾジアゼピン（BZ）とはベンゼン環とジアゼピン環とをもった薬物で、GABA（神経系の興奮を抑える方向に働く神経伝達を行うアミノ酸）受容体に働き、抗不安、睡眠導入、抗てんかん薬として応用されているものの総称です。

この論文にはわが国の抗不安薬の処方件数が、欧米諸国に比して群を抜いて多く、しかも年々増加していることが書かれています。当時（二〇〇〇年頃）のデータでは、日本の処方件数は米国の六倍強、日本の人口は米国の半分以下ということを考えれば一二倍以上という驚くべき数です。その後、二〇〇七―二〇〇九年のアジア諸国のＢＺ系薬物の人口当たりの消費量を調べた調査を見ると、やはり日本は圧倒的で、中国やシンガポールの四〇～四五倍です。

さらに、二〇一〇年に国連の国際麻薬統制委員会は、これらの薬物を準麻薬と位置付け、日本では不適切な処方パターンとそれに起因する乱用が生じていると、警告を発しました。

ちなみに、このデータは、作用はＢＺ系と同じチエノジアゼピン系のエチゾラム（商品名デパスなど）や、最終的な薬理作用が酷似するゾルピデム（商品名マイスリー）といった、その年の日本における医薬品の売上げランキング一〇〇位以内の薬物は、ＢＺ系ではないため除外されています。

さて、二〇一一年各社から発表された医療品医薬品決算によると、デパスとマイスリーの二剤で売り上げは四五〇億円を超えています。すなわち、この二剤の優位性は突出しており、それを考慮して試算しても、ＢＺ系とその類似薬は依然として米国の一〇倍以上の異常な使用量になっています。

ＢＺ系などの薬剤は、今日も多くの科で「重篤な副作用はない」「軽い薬」「長く飲んでも安全」といった触れ込みで、気軽に出されています。処方時に依存性を含むさまざまな問題点を意識し、患者さんにも説明する医師は、神経薬理に造詣の深い精神科医や、よく勉強しているごく一部の医師にすぎません。

読売新聞の科学欄でもこの問題をしばしば取り上げており、「ＢＺに患者を依存させ金儲け」に走る医療機関があり、精神科医を「白衣を着た売人」と呼ぶ人さえいると指摘しています。

さて、この薬には、処方医師がほとんど気付かない眼科的副作用があります。その最たるものが薬物性眼瞼けいれんです。難病といってよいこの疾患については、既にこの章でも詳しく説明しましたが、この病気を誘発する危険因子としてこういった薬物があるのです。眼瞼けいれんの要因には、体質、加齢、性（女性が三倍以上多い）、化学物質を取りこんでいること、強い、もしくは長引く心身のストレスが挙げられますが、最も重視すべきは薬物性です。中でも、ＢＺ系やその類似作用もつエチゾラム、ゾルピデムによるものが非常に多く見られるのです。

なぜこのことを声高に言うのか。それは、ひとつには、私たちの外来で眼瞼けいれんと診断した約八〇〇〇人のうち、薬物性と考えられる症例、また薬物によって重症度が高くなったと推定できる症例を合わせると、三〇パーセントを超える数になるからです。これは看過できない数だと思います。眼瞼けいれんは五〇代以降の女性に多い疾患ですが、薬物性は二〇代から多く見られる点も、特筆しなければなりません。

もうひとつ、これは先ほども述べましたが、副作用を充分に認識している医師が非常に少ないことがあげられます。それゆえ、当然、薬物副作用の発見も遅れ、重症化します。

しかも、困ったことに、ＢＺ系は、眼瞼けいれんの自覚症状を一時的には改善させる効果がありますので、医師も患者さんも、どうしても薬を続けたくなるのです。しかし、連用すれば嗜癖（依存性）が生じ、疾患の重症度も間違いなく上がってゆきます。

早期発見し、減量中止ができればかなりの確率で進行を止められることも多くの人に知ってもらいたいところです。

BZ系はこのほかにも、ピントが合いにくい、眼周囲の不快感、鎮痛薬が効かない高度で持続的な眼症など、眼副作用が少なくありません。こうした症例を実際に経験したある高名な眼科医はベンゾジアゼピン眼症と呼んでいます。

BZ連用者が認知症になりやすいという大規模研究結果も出ています。研究対象によって数字が異なりますが、非連用者に比して、認知症になる確率が一・五〜三・五倍高いというのです。

BZ系に関しての常識は、先に触れたように、日本と欧米では著しく異なっています。発端は、英国の臨床精神薬理学者クリスタル・ヘザー・アシュトン氏（発表当時はニューカッスル大学神経科学研究所教授）が二〇〇二年に出した、「アシュトンマニュアル」と呼ばれるBZの作用、副作用、離脱症状、離脱方法などをまとめた著書にあります。この発表を機会に欧米では、BZ系への考え方が大きく変わりました。

米国食品医薬品局（FDA）では、BZの長期投与は承認しておらず、欧州でも二か月以上の連用はしないというのが常識化しつつあります。英国では、うつを引き起こしたり、自殺の危険性を高めるという報告があることや、依存的になりやすいことから、二～四週を超えた使用は勧めていません。つまり欧米では、BZ系薬物はあくまで最適な処方が決まるまでのつなぎ、一時避難的に使う薬物であるという考え方なのです。

一方、薬物大国日本は、医師が異常な薬物処方依存症になっています。「一生内服しても平気な軽い薬」とか「世界中の人が飲んでいますから安全」などと、一〇年前の知識で処方し続けている医師は珍しくないのです。

医師が認識不足なら、患者、生活者のほうが賢くならなくてはいけません。それが、最も優れた自己防衛、健康管理です。自分の病名や、使用している薬物のことをほとんど知らず、医師に任せきりの患者さんを時々見かけます。

昔と違って、薬の名前さえわかれば、その作用や特徴が容易に調べられる時代です。自分になぜいまこの薬が必要なのか、いつまで必要なのかに関心をもって、疑問があれば医師や薬剤師に質問すべきです。

薬物に対する責任は、すべて医師や、製薬会社にあるという考え方は正しくありません。

薬を使用するという最終行動をとるのが自分自身であるならば、使用するにせよしないにせよ、責任の一端は自分にあると考えるべきです。

二〇一二年六月一四日の朝日新聞に、「睡眠薬、上手な使い方は？　厚労省研究班などが指針」という記事が掲載されました。それによると、不眠症に悩む人が一〇人に一人と言われる現状にあって、睡眠薬を適切に使って、上手にやめるための診療指針ができたと書かれていました。この指針には、欧米のような、「薬の連用を避けるべきだ」といった強い表現はありませんが、はじめて「上手にやめる」という休薬の表現が入ったことは歓迎すべきです。元来企業に甘い厚労省としては、画期的な対応だと思います。

薬漬け医療大国

身体的だけでなく、精神的にも薬をよりどころにしている日本人は少なくありません。

厚労省の調査によれば、二〇一三年の通院者率は人口一〇〇〇人当たり三七八・三人です。六五歳以上に限ると、なんと七割近くが病院通いです。男女とも高血圧が一位ですが、

「眼の病気」は男性では五位（人口一〇〇〇人に対し三九・三人）、女性では三位（同五六・七人）になっています。これらの通院者の大半が治療薬を処方されていることが推定されます。医者に行けば、治療薬がもらえるという習慣は、「医師」ではなく「薬師《くすし》」という呼び方が主流であった日本の伝統のようです。

患者さんが求め、医師が当然のように与えるという図式が出来上がり、薬をくれないのは不親切か実力のない医師だというレッテルが貼られるようになりました。病院を変えた患者さんに対し、前医が出していた薬を止める理由をわかりやすく説明するには時間もかかります。それゆえ必ずしも必要がないと思う薬でも、副作用が確認されていなければそのまま踏襲してしまうことは現場では実は珍しくないことだと、告白しておかなければなりません。医師の裏事情かと問われれば、まさにその通りなのです。

薬があればとにかく安心というメンタリティを如実にあらわす出来事がありました。

通常、処方箋がなければ、薬は入手できないのが原則です。ただ、大規模災害時等は、処方箋がなくても販売できるとしています。東日本大震災の折にも、厚労省は処方箋のない被災者への医療品の販売・授与を認め、三月一二日に都道府県等を通じて医療機関・薬局へ周知しました。

このことがどれだけ徹底したのか、あまり検証はされていないようですが、常時服用していた薬剤が枯渇してパニックになった人も多くいて、被災から逃れた一部の薬局では、患者さんが押し寄せて大混乱になったそうです。

この大震災の折、一部の緑内障の患者さんがパニックになりました。眼科医から、毎日必ず点眼するように指示されていた薬がなくなり、病院にも行けない状態になったのですから大変です。多くの場合は急性発作を伴わないと知っている人以外は、逼迫した事態になりました。

そこで、日本緑内障学会は、緑内障のほとんどは、一か月程度点眼ができなかったからといって失明する性質のものではないとホームページなどを通じて情報発信したのです。それが、どれだけ被災者に伝わったのかの検討は行われていませんが、非常によいことをしたと私は思っています。

眼の疾患は、なぜか重要度を低くみなされがちです。当院でも三回にわたって気仙沼大島にボランティア医療団を派遣しました。ビジョンバンも被災地で活躍しました。ビジョンバンとは、バスの中で眼科検査、診察、簡単な処置ができるようになっている災害時用の車輌です。米国から借りてきたビジョンバンのことを報道で知っている人もいて、現地で活躍したと聞きます。

しかし、被災地から公式に眼科医師の派遣要請はありませんでした。心臓が悪い、血圧が高い、血糖値が上がったという人たちに交じって、緑内障の点眼を処方してくれとは言いにくいという声が一部であったそうですが、これなど日本人独特の異常な慎み深さ、奇妙な差別意識です。

患者さんが被災を免れた病院や薬局に押し寄せた折の、処方薬の内容を見ますと、緑内障の点眼よりはるかに重要度、緊急度の低い薬が多いことがわかります。さらに各科から何十種類も処分されている状況です。日本では、欧米の患者さんに比べ多剤が処方される傾向が強く、「薬漬け」医療が改まっているとはとても言えません。私のもとに来る患者さんも、神経系薬物による視覚系、眼周囲の副作用をよく経験していますが、飲んでいる種類が多すぎて、どの薬剤の影響かわからない場合もよくあります。

私がここで言いたいのは、処方される薬物には明らかに重要度に順位があるはずだということです。患者さん自身がそれを十分わかっていないと災害時、緊急時に困ることになります。

数日間でも使用中止していると、甚大な機能障害を起こす可能性のあるものを重要度1、数週間から数か月間使用中止していると、重大な機能障害を起こす可能性のあるものを重要度2（緑内障の主薬はここに入ると思います）、それ以外を重要度3といった順位づけを、処方の時から指定していればよいのです。しかも重要度1の薬物を、予め第三者機関などで決めておく必要もあるでしょう。そうすれば、緊急時に自治体などは重要度1の薬物のみ早急に供給し、次いで重要度2の薬を供給するという体制を組めば、混乱が少なくてすむわけです。

患者さんの不都合を解決するには、当の本人、医療、そして現場のニーズを正しく受けとめる社会的なしくみが必要なのです。

患者さんたちの苦しみを診察室で目の当たりにしていると、日本人や日本社会の特徴が浮き彫りになってきます。一概に一般化することはできませんが、日本人の誠実さ、親切心、器用さ、几帳面さといったものは、日本社会の長所として特徴づけられると思います。また、忍耐とか奥ゆかしさもまた、おそらく外国人から見ると日本人らしさと映るかもしれません。

その反面、価値の多様性を認めることが苦手で、均質性を押し付ける傾向が強いのもまた日本人の特徴です。自意識過剰なくせに、積極的な言動や行動をするでもなく、集団になれば一転、差別的になり、特定の誰かをいじめたりする面も気になります。

こうした日本人がかたちづくる社会が、あなたが高齢になり、病気をもち、あるいは日常生活に影響を及ぼすような症状を有した時、いきなり目の前に立ちはだかることになります。

この章では、具体的な事例を拾いながら、医療現場あるいは医師の立場から見た日本の現代社会のありようを省みてみたいと思います。

利用されない点字ブロック

ある時、日本各地から四〇名ほどの眼科医が参加した研修会がありました。テーマは「視覚障害者に関する環境」でしたが、その反省会の席上で、私は、「東京では白杖を使って電車やバスに乗ったり、歩行している人に出会うことはあるが、ほかの都市ではどうですか?」と質問してみました。

すると、驚くことに、県庁所在地から来た医師でさえ、「ほとんど見ませんね」という回答で、中には「全く見たことがありません」という人もいました。

そういう町では、歩道や駅構内に点字ブロックや視覚障害者用の信号機があったとしても、用をなしていないことになります。

今や日本中どこにでも見られるようになった点字ブロックですが、その発祥の地は人口の多い大都市ではありません。一九六七年に、岡山市内の国道二号線、県立盲学校の生徒が利用する交差点に敷設されたのにはじまるそうです。同市の発明家、故三宅精一氏が自宅を安全交通試験研究センターとして開放し、世界ではじめて点字ブロックを開発、製品化に成功し、その後も改良、普及に努めたのです。点字ブロックという名称も彼の命名です。

さて、点字ブロックに注意しながら辺りを歩いてみると、開発当初のオリジナルに近い点状ブロックと、あとから導入された線状ブロックの二種類があることがまずわかります。日本工業規格（ＪＩＳ）もこの二種類を適合と認めています。前者は「警告ブロック」で、注意喚起を促すもの（停止、方向変換の位置を示す）、後者は「誘導ブロック」で移動可能方向を示しています。

このほか、駅ではホーム側か線路側かわかる表示を取り入れたり、横断歩道上に敷設したものも見られます。

しかし、敷設方法には国際基準はまだありません。駅の構内などで柱をいちいち迂回しなくてはならないような複雑な経路に敷設されたり、道は直線なのにブロックはそうなっていなかったり、二種のブロックの区別がわからずに適当に敷設されたのではないかと思うようなものも時に見られますが、それも共通したルールがないからかもしれません。

ところで点字ブロックの敷設状況は、日本が世界一といわれています。ところが、視覚障害者は、利用者のニーズをきちんと聴取、把握して敷設されたものではないこともあってか、意外と利用していないという事実があります。そればかりか、景観を損なうという意見が出たり、高齢者が躓いて転倒したり、ただ沢山敷設すればよいというものではない側面もあるようです。

このことは、点字ブロック自体に問題があるのではなく、それを敷設する日本の社会的背景、あるいは日本人の精神文化とより深い関係ありそうです。

読者の皆さんは、「ノーマライゼイション」という言葉を聞いたことがありますか？ノーマライゼイションとは、第二次世界大戦後、デンマークの知的障害者施設で人権侵害といえる事態が横行しているのを見た行政官が提唱した概念で、その歴史は今から六〇年以上も前にさかのぼります。障害者や病気をもつ人も、健常者と区別されることなく共生する社会が当然と考えること、それを実現する試みをさします。この用語の意味を解する日本人は増えてはきていますが、欧米先進国がこの概念をベースにして、教育や、仕組みの構築や、法令整備をしてきたのにくらべ、日本は立ち遅れています。

ノーマライゼーションは今や世界保健機構（WHO）の既定路線となり、二〇〇六年第六一回国連会議で、国際人権法に基づく障害者権利条約が採択されています。ところがこの条約、日本では約七年も遅れてようやく二〇一四年に批准されました。この遅れは、積極的行動が苦手な日本人らしさをよく表しています。

日本の社会では長らく、視覚障害者を含む障害者が健常者と同じ土俵で日常生活を送ることが想定されていませんでした。中世には当道座という男性の盲人芸能集団があり、後に江戸幕府はこの自治的互助組織を公認しました。あるいは針灸、按摩を独占職種としたり、女性の盲人には瞽女《ごぜ》として藩が扶持（援助のこと）を与えてきました。障害者はまとめて、あるいは隠して保護するものという意識が非常に強かったようです。それゆえ、障害者の権利などというものは、想定されてこなかったわけです。

障害者制度の改革に尽力している弁護士の東俊裕氏は、法的能力を制限する成年後見法、隔離収容を是認する精神保健福祉法や医療観察法、分離教育を原則とする学校教育法施行令、障害者の存在を想定していない訴訟法など、日本の既存の法律には障害者権利条約の精神に反するものが多くあったと指摘しています。これらの法令を改訂することなく障害者権利条約を批准することはできなかったのです。

障害者に対する考え方は、日本人の精神構造の中にも、またそれに支えられて制定されてきた法令にも反映されています。その「後進性」は今も厳然と存在しています。

点字ブロックがある街は一見、障害者に優しい街に見えます。ですが、それを誰も利用していない風景があるのは、その優しさが表面的であることを示していないでしょうか。

視線恐怖症に潜む日本人気質

「自分の見たい場所に視線が向かず、どうしても他のところを見てしまう」という悩みを抱えた、二〇歳の男性が外来を訪れました。

高校二年頃からこの症状があり、授業中は前を向いて先生の話を聞いていられないので、結局中退することになり、通信制の高校を卒業しました。今は大学の経営学部に通っています。それでも症状は改善に向かわず、大学の授業では下を向いて人に気付かれぬように手で顔を隠すようにして座っているのが精一杯で、とてもノートは取れない状態です。

この症状は歩行中でも、電車に乗っていても、人のいるところではどこでも起こるのだといいます。不思議なことに、一人でいる時はそのようなことは起こりません。ウェブ上で行われる講義は問題なく見ることができるので、彼は大学が終わった後にネットで学習ができる専門学校で税理士の勉強をしているという前向きな青年なのです。

さまざまな領域の医師たちと共同執筆した『解決！　目と視覚の不定愁訴・不明愁訴』（金原出版）という本があります。その中に、視線恐怖症が精神科医によって報告されています。眼科的な問題はないにもかかわらず、他者からの視線を怖れたり、自己の目つきや視線を不自然だと思いこみそのことにこだわってしまい、見たいところに眼が行かないのです。

この症例を解くキーワードとして、「他人の目」「他人の視線」という語があげられます。

私の外来にいらしたこの男性の診断名は「自己視線恐怖症」でした。

ある時、この特異な疾病のことを考えていたら、「心因性視力低下と思われるが視力は低下していないのでよくわからない」という医師の紹介状をもって、一三歳の少女が母親とともに来院しました。

「見ようとするところは見えるが、その周りがぼやける」

というのが彼女の主訴です。

視野検査をしましたが、訴えに対応する結果は得られません。なるほど、非器質性もしくは機能性視覚障害（第三章参照）と考えておかしくない状態です。

私は彼女に聞いてみました。

「どんな時、周りがぼやけるのですか？」

「電車に乗っていたり、教室にいる時にぼやけるので、困るんです」

「どうして困るのか、もう少し詳しく教えてください」

「試験などの時に、見える範囲が狭いので眼が大きく動いてしまい、カンニングしていると思われる」

彼女は、難関の私立中学校を突破しています。小学校三年頃、受験勉強し始めた頃から生じるようになったそうです。私はもしかしたら、視線恐怖症かもしれないと思いました。視線恐怖症は、日本の精神医学では対人恐怖症の一つとされています。

「電車でも困ってしまうんです。皆ケータイをいじっていますよね。自分はそうする気はまったくないのに、光るのでそちらがつい気になります。でも見てはいません。それなのに皆、ケータイを閉じたり、電源を切ったりします」

自分一人の時には、光は気にならないのかと問うと、そうだと答えました。つまり、人が自分の視線を気にしているという強迫観念が存在しているようなのです。

自己視線恐怖症は、もっぱら我が国で報告されてきた疾患だそうです。他人の目を強く意識する日本人独特の文化、メンタリティと深く結びついた病態なのだろうと思われます。

集団がもつ意思、通念というものが、自己主張の下手な日本人の一個人の意思を上回ってしまうことは実際によくあるでしょう。集団の意思がよい方向を指し示しているうちはよいけれども、悪い方向へ向かい、そこに同調圧力が加わった時、制御が効かない、個人の意思とはかけ離れた恐ろしい事態になる危険性を、一人ひとり自覚していなければいけません。

寡黙な患者たち

人にどう思われるかを気にして、不快な症状や体験をあまり述べないという傾向も、日本人にはあるようです。そのせいで日本ではかなりまれな症候群だと思われてきた疾患もあります。

六〇代の女性が、前例のない理由で入院しました。二〇代の頃、うす暗い場所でものにぶつかりやすいということで眼科を受診した経験がある女性です。

診断すると、網膜色素変性症という進行性の病気だとわかりました。カメラのフイルムに相当する網膜の視細胞のうち、主に暗所でものを見分けるのに必要な細胞、杆体が段々脱落してゆく病変で、有病率は五〇〇〇人に一人とされています。

視野の中心は見えていたので事務職を続けていましたが、五〇代後半から、明るいところであっても見ようとする場所すら見えにくくなり、仕事に支障が出るようになって、ついに退職しました。その頃から、そこには存在するはずのない形や生物が視野の中にしつこく出現するようになったといいます。

「この邪魔者を何とか消してほしい」というのが当院を受診した理由でした。

これは今から約二五〇年前、シャルルボネというスイスの哲学者が発見した症状に違いありません。白内障でほぼ失明していた自分の祖父が、そこには存在していない人々や鳥や馬車や建物や、何かの模様や光が見えるというので、このことを自身の著書に記載したのがはじまりです。

「シャルルボネ症候群」として臨床医学上も認識されるようになるのは、そのずっと後の二〇世紀後半でした。

失明に近い状態では、脳へ到達する視覚信号の量が減少します。そのため、脳のどこかで貯蔵されていたり、勝手に構成されたイメージでそれを補う現象だと説明されています。出現してから二年以内に軽減すると書かれているものもありますが、もっと長く苦しめられる場合も結構あるようです。

この症候群は、病気は何であれ、視力がある程度低下してしまった症例の一部に出てくる現象です。夜中にトイレに起きた時とか、朝、目が覚めた瞬間とか、どこかに移動した時など、何かの拍子に出てくる場合が多いようです。この症状の存在を知らない人は、不思議なことを言うものだと思ってしまうかもしれません。

この他にも診察室では、いろいろな体験を聞きます。出っ張っているはずの引き出しの取っ手が凹んで見えてしまった、同じ速度で歩いているのに不意に流れていく景色が早く動き出す、風呂に入ると決まって数人が自分と一緒に湯舟に入っているなど、奇妙な体験です。本人は、それが実物でないと認識しているところが、さまざまな精神病に合併する幻視と違うところです。

ただ、患者さんは、このような体験を周囲の人にはもちろん、医師にさえ滅多に話しません。精神病などと勘違いされ、偏見に満ちた目で見られるのを避けるためでしょう。ですが、医師の方から積極的に聞き出して調べてみると、決して珍しいものではありません。中には、よく聞いてくれたと、喜ぶ人さえいます。

井上眼科病院に入院したこの女性も、何十年もこの現象と付き合ってきたにもかかわらず、沈黙を守っていました。しかし、次第に症状が頻繁になってきて辛くなり、ついに口を開いたのでした。通っていた眼科ではわからないと言われて困っていたところ、お孫さんから神経眼科というものがあると聞いたそうです。

もうひとつ、別の奇妙な現象を紹介しましょう。

小学四年生の女の子が診察室で次のような体験を語りました。

「人も、家具も、見ているもの全部が小さくなっちゃったの」

「そう見えたのは、いつ、どんな時だった？」

女の子はしっかりとその場面を記憶していました。塾から帰宅して、疲れてソファにどっかりと腰を下ろした姿勢で、少々眠気を催していた時だと説明しました。すべてが小さく縮んでしまったその情景が怖くなり、眼をそらし立ちあがって歩いたら、もとに戻ったというのです。

実は、私も子どもの頃、同様の体験をしています。感冒で高い熱が出ていました。まどろみから覚めると、ベッドから、大人たちが卓袱台を囲んで何か話し合っている情景が見えました。それが、まるで小人の国の出来事に見えたのです。もし、大人の大きさが正常だとすれば、自分が大きな巨人になってしまったともいえます。

「それは、不思議の国のアリス症候群といわれる現象で、まず心配は無用です」

と、私はその女の子に言いました。

この病名はアリスが、白うさぎを追いかけて穴に落ち、自分が小さくなったり、大きくなったりしながら冒険する物語にちなんで、一九五五年、英国の精神科医によってつけられました。

小児期に起こりやすく、成人するとほとんど出現しなくなるようです。私は過去に同様の症例を四例診ていますが、一八歳の男性が一番年長でした。

この小学生の女の子は、過去にも同じ体験を何度かしていましたが、親になかなか報告できなかったそうです。勇を鼓して話したら、両親がびっくりしてあちこちの眼科を受診することになりましたが、明確な回答が得られませんでした。

そういえば、私もその体験を人に話したことはありません。変人扱いされそうで話すのが怖いという感覚もあったかもしれませんが、多分、上手に表現できないと考えたのでしょう。できたとしても理解してもらえないだろうと子ども心に思ったからでしょう。

これは子どもに起こりやすい現象なので、訴えを正しくすくいあげることが難しく、それゆえとても珍しい症候群ということになっているのでしょう。しかし、小学生の一〇〇人に一、二人は体験したことがあるという統計調査もあります。

ちなみに、この不思議の国のアリス症候群も偏頭痛患者に起こるという説があります。偏頭痛をもつ人は、しばしば光とか音とか臭いなど感覚系が過敏な方が多いのです。そこから類推すると、ある意味ではアリス症候群も視覚異常現象ですから、似ています。ルイス・キャロル自身、偏頭痛をもっていたとも伝えられています。ただし、私の診た二人の患者さんも、私自身も、偏頭痛はもっていません。

医学的に説明できる医師に出会いさえすれば、無害なものだと、たちどころにわかるのですから、変人扱いされることを恐れずに症状を医者に言うべきでしょう。そこから医師や患者さんの「常識」が変わっていく可能性があります。

言葉の功罪

世の中には、顔や、身体や、しぐさや身なりについて、無神経に指摘する人がいます。

心配して「どうしたの?」と聞くこともあるでしょうが、ほとんどは、好奇心から、言葉の暴力になる可能性を意識せずに、言葉を発しているものです。子どもならまだ許せるかもしれませんが、大人の場合なら、これはもはや犯罪、はやりの外来語を使えば「モラルハラスメント」ということになります。

これが医療者の言葉となると、もっと影響が大きいのです。

眼瞼・顔面けいれん友の会の会員に協力してもらいアンケート調査をしたことがあります。

内容は、医療者(眼科とは限らず、すべての医師、看護師、その他の医療スタッフ)の言動で傷つけられたことがあるか、また励まされたことはあるかを無記名可で問うもので、あるという場合は実例を記してもらいました。

回答数は九四名、男女比はおよそ1対4、年齢は三〇代から八〇代まででした。

傷つけられたことがあるとの回答は四三名(四六パーセント)、励まされたことがあるという答えは五四名(五七パーセント)で、どちらも私としては大きな数字に見えました。医療者の言動の影響は、医療者自身が思っているよりもはるかに大きいのです。

傷つけられたという内容をいくつか列挙してみましょう。
・（眼科医から）「この病気で死んだ人はいないから」と言われた。
・頭痛がひどくて脳外科に行き、眼瞼けいれんと言われていると告げたら、「ああ、疲れ眼ね」と軽くあしらわれた。
・頭部の交通外傷で入院した。退院後、めまいと首の凝りが続いていることを告げると、「若い人ならとっくに治っているのにね」ととりあってもらえなかった。
・うつ病で通院していた精神科医に「眼が開けられないので、眼科に行きたい」と言うと、「眼医者に何がわかるんだ、行くならもうここには来るな、帰れ」と怒られた。
・出産の時、助産婦に「あんた臆病ね」と言われて泣きたくなった。

では、励まされた言葉も例示してみましょう。
・「治る病気ではないけれど、今より質の良い生活ができるように治療してゆきましょう」
・「頑張らなくていいのです、自然体で」
・うつ病と診断された時、「天才の病気になりましたね」と言われた（土居健郎医師からの言葉)。
・「病院とは患者さんにショックや怒りでなく、癒しと希望を与えるところですから」(帯津良一医師からの言葉)

心ない大人になる前に

言霊《ことだま》とは日本に古くからある、言葉に不思議な力が宿っているという思想です。言葉はそれを発した瞬間から思わぬ影響を与えることがあります。言葉に対する想像力と感受性は、幼少から培われ、成長の過程でその人らしさとして内在してゆくものだろうと思います。

こんな例を挙げてみます。

一三歳の中学生の男子生徒。友人に目の位置がずれていることを指摘され、斜視手術を希望して母親と来院しました。眼科的検査では、まったく斜視はなく、両眼視も正常です。ただ、顔の造作の関係で外見上いくらか眼の位置がずれているように見えなくもない偽斜視という状態です。

しかし、いくら説明しても、本人も母親も納得しません。とにかく、「早く手術で治してほしい」の一点張りです。問答は際限なく続き、待ち合い室の患者さんたちも痺れを切らしてきたころです。それでも、正常な状態を手術するわけにはゆきませんので、何とか説得して、別の日に仕切り直すことにしました。

次の受診の時によく聞きますと、同じクラスの女生徒たちに目のことを言われたのがきっかけで、気になったということがわかりました。いじめだったのか、他意のない言動であったのかはよくわかりませんが、本人が惨めな、情けない気持ちになったことは想像に難くありません。

先に、想像力と感受性は幼少から培われるものだと書きましたが、培われるのは五、六歳までのことです。一三歳は、そういう意味ではもう子どもとはいえません。そういう一三歳に育ててしまう日本の初等教育の姿勢に、もしかすると問題の根幹はあるのではないでしょうか。

小学校教育の最重要課題は、

・思いやりを培う。
・嘘をつかないことの重要さを教える。
・感謝することの大切さを会得させる。

この三つだと私は思います。

これは、算数や理科の点数が何点だ、国際的には何位だなどということより、はるかに大切なことです。

ただ、そうした教育はそれほど容易なものではないでしょう。子どもは正直なので、自分たちといくらか違うところをすぐに見つけ出し、しばしばそれをストレートに表現してしまいます。多様な個性や能力があるということは考えも及びません。まして、人の弱点や自分たちとの違いを指摘することの善悪など、まだ何も教育されていないうちにできるわけがないのです。そういう知性が自然に備わるとは、到底思えません。教育を担う大人がいろいろと工夫し、汗をかいて、子どもたちの感性に訴え、考えさせるべきなのです。

二番目の嘘をつかないというのは、人として最も根本的な倫理観だと思います。ですが、大人が嘘をつくような社会であれば、子どもの教育はなかなか難しいでしょう。まして、日本を代表している政治家たちには、嘘や言い逃れはしてもらいたくないものです。

さて、三つ目の、感謝の気持ちの大切さを会得させることは、それほど難しいことではないでしょう。茶の湯、生け花、武道など礼節を重んじる日本文化が今も日本人の中に生き続けていると思うからです。

ちなみに、以上の三つに加え、小学校高学年、あるいは中学生になったらもうひとつ重視してほしい事項があります。堂々と（正しい日本語で）意見を述べ、討議できる能力を培ってほしいのです。

相手を理解し、傷つけず、尊敬した姿勢が反映される言葉を探すことが、大切です。日本語には、それほど豊かな表現方法があるからです。

意見を述べ、討議する過程では、どうしても自己主張を通す、あるいは討論に勝とうといった意識が働きやすく、ともすれば喧嘩腰になります。それは品のない、質の悪いディベートといえるでしょう。下手な討論しかできなくては、国際会議や、国際政治の場ではとても主導していけません。

意見を述べ、討議するということは、人の意見や視野を取り込みながらものを考える絶好の機会であり、人材を育てる教育には欠かせない要素だと思います。その人の能力や資質を最もよく表現できる機会だからです。

とりわけ医療者にとっては、正しい日本語で、患者さんの目線になってコミュニケーションをするという行為は、格別重要なことに違いありません。

眼鏡装用不適応症

さて、時には、他人どころか、自分自身すら受け入れるのに苦労することもあります。人間は成人の場合、ほとんど一、二メートル以内を見て、社会生活をしています。近視の人は若い時分には苦労しますが、眼鏡がなくても一、二メートル以内なら比較的よく見えるので、年をとるとむしろ便利な眼になります。

これに対し、遠視の人は、若い時は眼が自慢です。しかし、調節力が低下した老眼になってくると、近くが見えにくくなり、眼の疲れ、頭痛、肩こりが起こりやすくなります。

医師が理を尽くし眼鏡の装用が大切だと説いても、たいてい遠視の人は抵抗します。確かに「眼鏡をかける」という行為は、人間にとってごく自然なものではありません。それまで眼鏡を経験したことのない人が、鬱陶しいと感ずることは理解できます。

私自身も若い時は裸眼での生活に全く問題はありませんでした。ところが、四〇歳をすぎた頃でしょうか、ラッシュの電車で単行本を読んでいたら、読みやすい距離が離れてきたのでしょう、前に立っていた女性の後髪に本が触ったようです。怖ろしい目で睨まれてしまったのをきっかけに、老眼がはじまっていることに気付いたのです。これはいかんと、老眼鏡を新調しましたが、最初は眼鏡をかけるという行為に慣れず、面倒でした。ですが、裸眼で過ごすと、何となく疲れを感じ、段々細かなものを読むのが面倒に思うようになりましたので、これでは勉強嫌いがますますひどくなると思い、眼鏡をかける習慣をつけたのでした。

私はうまく慣れましたが、どうしても適応できない人がまれにいたとしても、人間に個性があるということを考えれば、容認すべきことかもしれないのです。そんな風に思う事象にぶつかったことがあります。

三〇年近くタクシーのドライバーとして働き、会社でも売上は一位、二位を争うほどだったという患者さんがいました。これまで眼鏡もコンタクトレンズもなしで二種免許の更新ができていました。ところがある時、停車していた彼の車に、トラックが追突、車は大破し、本人はひどい鞭打ちで頸部、頭部の痛みに加え、眼の見えにくさを自覚するようになりました。診察すると、見えにくさの最大の原因は近視が強くなったためでした。

頭頸部外傷によって近視になる例や、どの距離にもしっかりピントが合わずやや視力が出にくくなる場合があります。そのメカニズムはわかっていませんが、眼球には異常がないし、矯正視力（眼鏡やコンタクトレンズを使用して計った視力）は正常か比較的正常に近い数字が出るので、軽視されがちです。二、三か月のうちに改善する例もありますが、私の外来にはいつまでも回復しない症例が時々やってきます。回復した例はもはや眼科には来ませんから、近視やピント機能の不調が遷延する例が、頭頸部外傷のうちのどのくらいの割合なのかわかりません。しかし、あまり珍しくはないことは、実感として言えます。

くだんのベテランタクシードライバーの方も、裸眼では〇・三前後ですが、近視の眼鏡をかければ正常の視力が出ます。しかし、この方はどうしても数分間しか、眼鏡をかけ続けることができません。眼鏡をかけたりやコンタクトをつけると、異物感、不快感のあまり他のことに集中できないのだそうです。会社は、それまでの実績もあるからと、車の整備や管理の仕事で雇用し続けてくれていますが、それにも限界があるから何とかならないかと、この患者さんは訴えます。

私も手詰まりです。私は自分のもつ狭い常識の中で、その人が固有の快・不快の感覚を安易に判断していいわけはないと考えて、「眼鏡装用《がんきょう》不適応症」と診断書に記しました。考えてみれば、コンタクトができない、眼鏡がどうしてもかけられないという人がいてもおかしくはないと思うのですが、保険会社も前例がないと後遺障害とは認めてくれず、タクシードライバーの患者さんは、保険会社と紛争しています。

不寛容社会にあらがう

目鳴りを紹介したところでも出てきましたが、「とてもまぶしい」という訴えで来院する方が、私の外来には非常に多いです。

「暗いところでもまぶしい」「光が入ると眼をつぶってしまう」「車のライトや街灯の光が四方八方に散る」「急にまぶしくなって眼を開けていられない」など訴え方は多彩です。眼科医は、これらをまとめて、専門用語で「羞明《しゅうめい》」「羞明感」などとカルテに記載してしまいますが、実は性質も強度もさまざまな感覚が含まれているのです。

さて、羞明はもっぱら眼の疾患で生じると思っている眼科医は多く、年寄りがまぶしいといえば、白内障だと短絡してしまう医師もおり、患者さんもその診断に納得してしまいます。

角膜、水晶体、網膜、ぶどう膜の疾患など羞明を伴う眼球の病気は確かに多くあります。しかし、眼球に強い羞明を感ずる疾患がある場合は、痛い、充血がある、見えにくいなどが主な訴えになり、羞明だけで来院することはまずないと言っていいでしょう。

気をつけなくてはいけないのは目鳴りによるまぶしさの他に、神経系薬物の副作用、眼瞼けいれん、身体表現性障害（自覚的に身体症状があるが、その部位に病変がないもの。心理社会的要因が影響している可能性がある）に伴う羞明があるということです。

眼球そのものではなく、脳の神経系の伝達異常を原因とした中枢性羞明では、訴えは通常、持続的で極めて高度です。常時サングラスを二つもかけていたり、特殊なゴーグルを装用していたり、待合室で袋や特殊な帽子を頭にすっぽりかぶっている患者さんすらいます。

こういう方は、風、めまぐるしく動く物体やちらつき、心理的ストレス、さらにはさまざまな化学物質や点眼薬にさえ刺激を受け、症状を悪化させます。光刺激に対しては、遮光眼鏡やカラーレンズの応用がよい選択肢となります。

ところが、日本では色のついた眼鏡に対する大きな偏見があります。「勤務中にかけるなどとんでもない」「接客業なのにそんな眼鏡は失礼だ」といった認識が社会通念として大手を振っているからです。

多様性を理解しない日本人の悪い癖がここにも姿を現します。これでは仕事をする自由、穏やかな日常生活を送る自由を奪われます。

けれども法律は、これほど深刻な不都合をもっていても、視覚障害者と認める度量はありません。車いすや杖やマスクはよく受け入れているのですから、治療用の遮光眼鏡くらいは認める思いやりが、日本社会にほしいものです。

不都合だけど仕方がないと、長いものに巻かれ、諦めてばかりではいけません。

私の患者さんたちの中にも、応援したくなるような挑戦者がいます。

たとえば、中学生の時にレーベル病という視神経症で、両眼の視力が著しく低下してしまった男性がいます。彼は、両親と教育委員会に掛け合って、拡大読書器を教室に導入させ、受験でも長文を読むのに時間がかかることを説明して、健常者の一・五倍の試験時間を確保し、見事試験に合格しました。その後、一流大学にも進学して、今や製薬企業の研究員として活躍しています。

外国で交通事故に遭い、眼の位置がずれただけでなく、ものが二つに見えるようになってしまった女性がいます。脳が混乱してふらつく混乱視に悩んでいた彼女のことは、前著『絶望からはじまる患者力』でも取り上げましたが、デザイナーである彼女はユニークな方法で、チャレンジを試みました。この症状の場合、片眼を隠すと楽になります。そこで片眼を隠すことができて、眼の位置の異常を周囲に悟られないような、デザイン眼帯を作ったのでした。洋服に合わせてかけられる眼帯で、色のついた生地を使い、刺繍などをあしらった耳の後ろが擦れないつくりにしたところ、道行く人から、「お洒落ですね」と声をかけられたそうです。同じような状態で困っている方にはこの眼帯を実費で作っています（http://kanaek.blogspot.jp/ 参照）。

このような試みは、自分自身の挑戦というだけでなく、この不寛容社会に小さな風穴を開ける光と言えそうです。

画像診断異常ナシ。だからこその不都合

交通事故などによる頭頸部外傷では、眼球や脳が損傷していれば当然障害として認めますが、時間が経ってからわかったり、後になって出現してくるさまざまな後遺症（頭頸部外傷後遺症）については、病院も、福祉も極めて冷たい現状があります。画像診断で明らかな異常が出ず、症状の理解が難しいからです。しかし、画像に出ないからといって、症状が嘘だとか、心因性だといって片付けることは言語道断です。

頭頸部外傷後によって、眼のさまざまな症状が出てくることは古くから知られています。

たとえば、バレ・リュー症候群は一九二六～一九二八年にフランスのバレとリューによって報告された、首の損傷後に起こるさまざまな症状で、眼のかすみ、疲れなどの自覚症状が記載されています。画像診断もなく、高次脳機能のことも皆目わからなかった時代の話ですから、メカニズムは不詳のまま、症状だけでまとめられ症候群として認知されていたのです。

こんな例があります。

自転車で走行中、車に接触して側頭部を強打した四七歳の女性が来院しました。幸い意識障害も回復しましたが、職場復帰後に、眼の奥が痛い、頭痛がする、すぐに視野がぼやけるなどの症状が出てしまいました。

ある眼科医の診察によれば、視力低下を説明できる眼球の所見はないので、怪我のショックで生じた心因性のものでしょう、やがて治ると思いますという見立てでした。ところが、数か月してもいっこうに治りません。

これは、頭頸部外傷によって、ピント調節を眼球に命令する脳の機構に支障が生じたと推定できます。

ところがこれを証明するのがとても難しいのです。脳の形だけを診る画像検査に変化は出ませんし、病気の診断のためだけに発展してきた現在の臨床診断検査法では、明確な異常を見つけることは不可能です。見た目には破損していないからです。

外傷による視力障害には客観的証明が必要ということが常識になっていますが、何でも完全に証明ができるほど医学が進歩しているというのは誤った認識です。この女性も仕事がうまくできない、医学的証明が得られず治療もできないと、途方に暮れています。

外傷性脳損傷や軽度外傷性脳損傷の概念は、欧米ではかなり広く認められたものです。CTやMRIなどに明らかな変化が見つからないものもあり、そのために、いかに工夫すれば画像としての証拠が得られるかの研究が盛んに行われています。

しかし日本では、こういう方々を丁寧に診て、対策を考えてくれる医療施設はなかなかありません。

いくつか理由がありますが、一つにはこういう患者さんの話を聞いていると非常に時間がかかるということがあります。いくら時間をかけても診療報酬には反映されず、その間に待ち患者さんが五人、六人と増え、クレームにもなりかねません。

もうひとつは、仮に訴えの理由が推定できたとしてもその証明が難しく、眼科医としてよい治療や解決策がないからです。

しかし、異常がないのは眼球の病気に限ってのことです。視覚は眼球と脳との共働作業で実現していることはすでに触れましたが、そういう神経眼科的問題には、一般の眼科医の多くは、苦手意識をもち、最初からそういう観点では考えようとしません。もっとも考える人がいるとしても、それを保険会社の対応を含めて、日本社会が認める方向には動いていません。被害者が浮かばれない社会構造、社会の空気があるのです。

何のための法律？

高次脳機能障害を示す脳脊髄液減少症という概念があります。頭頸部外傷、特に鞭打ち症に伴うと、眼や視覚にも多彩な症状が出現します。

眼科での視力検査や、視野検査などには異常はまず表れませんし、眼球には異常はみられません。対象物に視点、焦点を合わせ、絞りも合わせるという緻密な高次脳でする計算ができなくなることや、視覚認知に障害が出ます。しかし、脳の画像の精度をいくら上げても信号の流れまではわからないので、証明には限界があります。発症のメカニズムは過去の神経生理や、実験動物を用いた神経解剖の知識から類推してゆくしかないのです。

高次脳は人間が人間らしく生きてゆく上で、非常に大切なさまざまな機能を受けもっていますが、怪我で生ずる軸索やシナプスの損傷は、症例ごとに極めて多様な症状が出現します。そこが、一定の診断基準を決めやすい疾患と異なるところです。

一部の診療科、一部の症例しか診ていない人が診断基準を決めてしまうと、それから逸脱する例がどんどん出てきてしまうはずです。

そもそも、診断基準は、多施設である疾患を研究する場合に、施設間の症例のばらつきを抑えることと、異なる疾患や病態が一例も入ってこないためにつくられたものです。診断基準を逸脱したから病気ではないと判断するためのものではありません。

交通事故被害者の男性が加害者に賠償を求めている裁判で、先頃、横浜地裁が「国の研究班が示した診断基準に合致しないから、また、ブラッドパッチ（髄液の漏れを自家血で閉じる治療）が奏効していないから脳脊髄液減少症の存在は認められない」という判決を出しました。この判決理由は、笑止千万です。診断基準が判断のすべてと考え、高次脳機能障害がそんなに容易に治ると思っているところに、甚だしい理解不足があるからです。私たちが経験した一〇例でも、ブラッドパッチが部分的でも奏功したのは半数にすぎませんでした。症状が出てから何年もしてから、ようやく脳脊髄液減少症の存在に気付いた例がほとんどです。

法律文というものは、趣旨は普遍的でも、環境が時代とともに変化すれば、文章が古めかしくなって実態に合わなくなります。だから、法律の文章に合うか合わないかよりも、その法律がなぜ必要になったのかの基本に立ち戻り、それが時代とともに関係する学問が進み、知識量が変化してきたときにおいても、合理的なのかをもう一度検証することが大切だと思います。

では、診断基準のほうはどうでしょうか。これも進歩に従って変化するのは当然で、今ある診断基準が金科玉条というわけではありません。

診断という実践では、とくに未知の病気、縦割りにはできない病気（神経中毒、頭頸部外傷の後遺症）では、多くのバリエーションがあるのですから、ファジーな部分を残しておくほうが、科学的には正当な姿勢です。

傷害保険などの会社がこぞって、脳脊髄液減少症を含む高次脳機能障害を認めないように各方面に働きかけているということも耳にします。それを認めると、支払うべき保険料が一気に増えてしまうからだそうです。噂にすぎなければよいのですが、もしいささかでも本当なら、言語道断な企業倫理と言わざるを得ません。

ちなみに私は、各社の保険の勧誘を、自分が診察した事例をわざわざ挙げて断ってきました。一個人のささやかな抵抗です。

杓子定規は百害あって一利なし

視覚障害者というと、視力が悪い、視野が狭窄している人とまずは考えます。実際、左右視力を加算した数値や視野狭窄の角度を示す数値が法律上の視覚障害者を決める判断根拠のすべてです。本人がどれだけ日常生活に不自由しているか、それに伴う心の圧迫がどれだけあるのかといった数字で示すことのできないものは、まったく考慮されません。そもそも、実生活での視力は、左右視力の加算などでは全くないのに、なぜこのような不合理な規則になっているのか不思議でなりません。杓子定規にすぎるというか、柔軟性に乏しいお役所仕事と言えます。

以前学会で「視覚障害による身体障害者等級決定法を見直す」というシンポジウムがありました。私はその席で、「視覚障害者は同じ等級でもほかの障害者との比較で、就労機会が少ない、すなわち視覚障害等級はもっと重度障害に評価されるべきである」と強調し、「等級決定の要素に、生活の質(ＱＯＬ)を入れるべきではないか」と提言しました。

社会的適応の状態は、その人が障害を得た過程(契機や時間的要因)、年齢、性格、障害への向き合い方(受け入れや、考え方)、周囲の環境(周囲の理解や支援)や関心や能力など、さまざまな要因で、数値が同じでも大きな差が生じるからです。

それでも、数値で「障害者」と判定される人はまだましといえます。というのは、それと同等以上に支障があっても、視力や視野の数値には表れない障害は少なくないからです。

私の調査でも、相当不自由があるのに健常者扱いとなってしまう多くの事例があることが明らかになりました。いくつか例を挙げてみましょう。

①視神経症などに罹った経験があり、部分的に回復し、相当な障害が残っているものの、視覚障害の基準には相当しない。
②回復不能な眼底疾患で、職務に必要な自動車免許を更新できず、ほかの仕事もまわってこなくなり、依願退職を促されている。しかし、視覚障害者の基準には達していない。
③眼球運動障害（眼振、眼位異常など）で作業能率が低下し、疲れて長時間の職務が遂行できないのに、視力検査をすると正常と出てしまう。
④眼瞼けいれんで閉瞼している時間が長く正常な日常生活を送れないが、視力測定では正常と出るから障害者と認められない。
⑤眼や視覚に関する高次脳機能障害でさまざまな不調があるが、眼科の障害には含まれていない。

医学的に救うのは限界のあるこれらの人々を社会的に救う道は閉ざされています。

さて、つい先日、まことに理不尽と思った事例に遭遇しました。六九歳の女性で、二年前から対象物が上下にだぶると言います、ものが頭の上を飛んでゆくように見え、めまいもありました。眼科、耳鼻咽喉科、内科を受診したが頭部ＭＲＩは異常なく、「治せない」と言われたとのことです。

診察すると、持続的に眼球が揺れ動いていることがわかりました。これを専門用語で眼球振盪《しんとう》（眼振）といいます。この方の場合は横や下を見ると、揺れが増強されます。これでは、視力がいくら一・二が出ても、物を読んだり、自在に歩いたりはできないでしょう。

原因を特定できないまま一年が過ぎ、あまりに滅入るので録音図書があるという図書館に行ってみてはみたものの、障害者手帳がなければ貸し出せないと断られてしまったそうです。確かに法律には「専ら視覚障害者向けの貸し出しの用、もしくは自動公衆送信の用に供するための録音物」（著作権法第三七条第三項）と書いてはありますが、法的な視覚障害者にならない視覚障害者が大勢いることを想定していない、お役所の想像力の乏しさ、柔軟性のなさです。

もう一例紹介しましょう。

Ｖさん（五五歳）は、網膜の進行性の変性で、ゆっくりではあるもの視野狭窄も視力低下も進んでしまうという症状を抱えています。五年前に購入した拡大読書器も「先生、今では拡大読字器になってしまいました」と言います。視野が狭くなって一字一字しか見えないため、拡大読書器を使っても文章として読めないのです。ついに、新聞も本も読むことを諦めたそうです。この方は、歴とした視覚障害二級を有しています。

「以前は確かにきれいに見えていたものが、段々見えなくなっていくのがわかります。桜が満開でもはしゃぐ気にはなれません」

そういう実感を話されると、医学的な説明が得意な私も言葉を失い、気分が暗くなってしまいます。

当院には視覚障害を有する家族が集まって、日常的なことを報告する会があります。例えば、白杖をもって歩行していると、通りを行き交う人が注目する。もちろん白杖は周囲の人に注意してもらう目的があるのですが、内緒で行動したい場合まで注目され、それによって行動を制限されるのは苦痛だといいます。

有名人、芸能人はいつどこででも注目されますが、それは職業上の有名税だから我慢してもらいましょう。しかし、白杖を携える視覚障害者は好むと好まざるにかかわらず、いつもいつも舞台でスポットライトを浴びているようなもので、トイレに行く時まで白日の下にさらされるわけですからたまりません。

視覚障害者にはまた、こんな悩みもあります。選挙で投票用紙に書けない場合は、立会人に代筆してもらうため投票したい人の名前を声に出さなければなりません。この心理的圧迫は並々ではありません。

仕事では重要な打ち合わせで、相手の表情が見えないことは、自分の意見を受け入れてもらう際に、大きな不利を感ずるといいます。

見えないという機能的な面だけでなく、生活の中での実感や不都合や不利がいろいろありますが、健常者にはなかなかそれを想像することができません。健常者が多数派の社会では、置いてけ堀を食らいやすいわけです。

よしんば、視覚障害者がたとえば回復の見込みがないことを理解し、受け入れる姿勢ができたとしても、日本社会のほうにその懐深さが不足していることははっきりしていますし、被害がどこに向かうかは自明です。

御用学者の壁

法律とその運用と、血の通った福祉サービスとの間には、距離があります。そのことを感じたのは、二〇一二年に、厚労省の「障害年金の認定（眼の障害）に関する専門家会合」に委員として呼ばれ、討論に加わった時でした。私が加えられた大きな理由のひとつは、眼瞼けいれんの扱いを運用面で考え直そうという厚労省の姿勢があったからです。

障害年金とは別の制度である視覚障害の等級判定においても、「眼瞼下垂をもって視覚障害と認定することは適当でない」という運用面での一文があります。おそらく眼瞼けいれんという重篤な疾患を知らないか、認識が薄い時代に作られた文面でしょう。それゆえ、「眼を開ければ見えるから対象にしない」という不合理な判断になったものと思われます。

さて、障害年金を担当する厚労省のお役人が、過去に眼瞼けいれんで障害年金を申請した人が、却下されたり、準三級になったり、三級になったりと扱いに統一性がなかったので、厚労省が専門家会議に委ねようとしたと思われます。これは画期的なことです。

ところが、法律を変えずに、運用だけを見直すというので、扱いには限界がありました。私は、この病気がいかに生活の質を落とすかをつぶさに説明し、意思に反してほとんど眼をつぶったままになってしまう症例もあることを、その席で述べました。しかし、厚労省の姿勢とは裏腹に「専門家」の理解はなかなか得られず、等級の一番下である準三級として記述するのが精一杯でした。予算が限られているからあまり認めてしまうのはどうかとか、仕事のできる軽症例もあるから不公平が出るとか、「御用学者」よろしく、抑制をかけようとします。

眼瞼けいれんが最低でも準三級にはなると明記されたことは、歓迎すべきではあります。しかし、一級でも二級でもよい重篤な場合は、実際に存在します。準三級は障害手当金を一回もらえるだけで、法制上、その後、障害の程度がどんなに悪化した場合でも、他の新たな傷病を発症していない限り再度請求することはできなくなります。

この病気の不可逆的な重篤性を熟知している私としては、納得がゆきません。会が終わっても、私が少々憮然として席を立たないでいると、厚労省の女性がやって来て、「準三級障害と同程度であっても、その傷病が治癒していなければ三級障害になります。

準三級は次第にそういう方向になると思います」

と説明しました（議事録は厚労省のホームページに一語一句公開されています）。

ただ、私が最近聞いた事例では、準二級は認めても、三級は認めてもらえないといいます。それは、是非不服を申し立てるべきだと思いますが、私がそう言っても、長いものには巻かれろという日本人精神を発揮してしまう場合もあります。

専門家たちは、判定に不平等が生じないことが大事だと考えているのでしょう。しかし、患者さんの不自由さは同じでも、個々人の疾患や進行によってバリエーションがあるために、杓子定規の判定方法を持ち込むことで、結果的に不平等が生じてしまうことの方が問題なのです。そこを法律の運用で救う必要があります。

この会議に出て、専門家と言われる人々が厚労省のお役人以上に御用学者的であることに、私は少し情けない気持ちになりました。

高齢者、障害者、生活者の視点を生かすには

高齢者、障害者への日本の福祉制度の支柱となっている介護保険にも、問題点は山積しています。介護保険を利用したサービスに、身体介護と生活援助があります。ところが、その内容や受けられる条件というのがなかなか微妙なのです。

例えば、身体介護を受けるのに条件はつけられていませんが、生活援助（調理や洗濯・補修、掃除や整理整頓、生活必需品の買い物、関係機関等との連絡など）が受けられるのは、独居かそれに類する高齢者に限られます。同居家族がいる場合にはその援助が受けられなくなった例も多くありました。厚労省から「同居家族がいることで、一律機械的に給付支給の可否を決めてはならない」という通達が何度か出たのですが、いまだ締め付けの方向にあることは間違いないようです。

私の知っている視覚障害一級の八〇歳の男性は、介護保険を利用して小一時間の散歩をしたいと思ったところ、身体介護にも生活援助のいずれの項目にも「散歩」はないと断ら

れました。「必需品の買い物」ということならよいと言われたものの、嘘をついてまでしたくないと考え、取りやめにしたといいます。

屋外に出ることは、ごく日常的な人間の生理的欲求であり、健全な心身の要求です。ましてや視覚障害者においては、多くは他の身体は健常なのですから、手も足も動かしたいのは当然です。

二〇〇八年一二月に、訪問介護員による散歩の同行について、参議院での質問に対し、政府は、「適切なマネジメントに基づき、自立支援、日常生活活動の向上の観点から、安全を確保しつつ常時介助できる状態で行うものについては、利用者の生活の支援に資するものと考えられるから、現行制度においても、介護報酬の算定は可能である」と答弁をしています。まわりくどい言い方ですが、基本的には散歩も算定できると言っているようです。しかし、これは現場では適用されなかったことになります。

未だに自治体によって、解釈にかなり違いがあるのです。

「趣味嗜好や単なる気分転換のための散歩に係る同行については介護報酬の算定対象とはならない。自ら歩行する場合で、利用者の身体状況から（杖歩行も含め）安全に歩行できると判断される場合についても算定できない」と定める自治体もあれば、「散歩と称し、給付対象としてこれまでから認めていない目的地（習い事、親戚友人宅、娯楽施設等）やイベント（祭り等）への外出に係る介助を算定することは不可」などの記載がある市もあります。しかも、この市ではリハビリや閉じこもり防止目的で実施するのであれば、介護保険制度のほかのサービスがある中で、なぜ散歩を必要だと位置づけるのかという合理的理由を求められます。認める気がほとんどないのです。身体介護、生活援助の項目に、「散歩」を加えればすむことなのに、なぜそれをしようとしないのか、私の頭ではどうにも理解できません。

認知症や、身体障害者のケアに、当事者の希望や考えを積極的に取り入れるということは、ドイツなどの先進諸国では当たり前になっています。日本でも、もっとこうした福祉サービスにおいて、多様性や介護サービスを受ける側の希望も反映できる、実のある取り組みはできないものなのでしょうか。

難病指定の落とし穴

難病とは文字通り「治り難い病気」のことです。つまり、現代の医学をもってしても解決せず、治療方法も確立していないものといえます。機能が健常に戻らない病気と言い換えるなら、慢性疾患のほとんどが難病ということになります。まして、既存の病名をつけることが難しい複雑な病態も沢山ありますから、それなどは難病中の難病ということになるわけです。

ところで、二〇一四年に難病医療法が四二年ぶりに改正、成立しました。国民にとって重大な法案なのに、大々的に扱ったメディアは少なかったのです。

ここで国がいう難病とは何のことか考えてみましょう。厚生労働省が二〇一一年末現在、特定疾患治療研究事業の対象としているのは、五六疾患。ベーチェット病、サルコイドーシス、重症筋無力症、網膜色素変性など眼科に関連の深い疾患も含まれています。

その難病の定義を見ると、

①発病の機構が明らかでない
②治療方法が確立していない
③希少な疾病
④長期療養を必要とするもの

となっています。何となく妥当に見えるでしょう。しかし、私はかねてから、「希少な疾患」と謳っているところに納得がいきません。治り難い慢性的な疾患を有している患者さん自身にとって、同じ病気の患者が何人いるかなどということは何の関係もないからです。

なぜそのような定義になっているのかは、少し考えれば明らかです。国の関心は患者数や治療にかかる費用だからでしょう。

厚労省は難病指定を人口の〇・一パーセント（約一二万人）以下に規定しようとしています。それを批判的に指摘する報道は見たことがないし、既存の患者会でもほとんど話題にならないようです。

新制度では、対象候補が約三〇〇疾患に拡大される見通しという報道ですから、前進だとは思います。ですが、対象を広げるかわりに、軽症患者を対象から外し、重症患者にも一定の負担を求めるというのであれば、形だけの改革にすぎません。

私が懸念するのは、軽症ということを誰がどういう基準で判断するかということです。中でも、視覚の障害は、ほかの身体の不都合に比べて軽視されやすいことは、度々触れてきた通りです。視覚の不都合によって、どれだけ人間らしい生活が侵されるかを想像する力が欠如していると考えざるを得ません。

眼科医や、視覚障害者たちの声が、社会や国に届きにくいという事実もあります。眼科医は患者さんの対応に追われ、視覚障害の人々は障害と闘いながら生きるのに精一杯で、声を出すゆとりがないのかもしれませんが、いずれも言い訳にはなりません。

日本社会の構造が健常な人々が基準になっているためでしょう、身体の機能に故障があっても、今までどおりの内容と成果を求め、本人もそれに応えようとします。

そこに、無理が生じ、精神症状が出てきたり、絶望して捨て鉢になる人が出てきたり、自殺者が出てきたりします。それは、日本の文化、日本人の真面目さが生んでいる事態ともいえましょう。

欧米のノーマライゼーションの考え方を改めて学び、日本人の根本にある優しさを、そういう枠の中で発揮させるというのが、私は理想的だと思います。それができれば、病者、高齢者、障害者にとっても、また健康な人にとっても生きやすい社会ということになるでしょう。

第五章　患者は医者から何を得られるか

医師の第一義的な仕事は、「病気を医学的に診断して治療をする」ことです。患者さんは、「自分の病気や症状を医者に診てもらい治してもらう」ことを求めます。この二つの文章は、一見同じことを言っているように見えます。ところが実は微妙なずれがあるのです。ここで次頁の表を見ていただきましょう。

医師の関心はあくまで病気にあります。痛い、苦しい、見えない、歩けないなどの患者さんの症状には診断する上での手掛かりとして関心をもちますが、病気を診断する前に症状を取り除くなど臨床医学の上では本末転倒だと医師たちは教えられています。

痛みの訴えに対し、機械的に痛み止めを処方しておしまいにする医師がもしいたら、もぐりではないか、と疑われることになります。

医師の仕事と患者さんの求めること

A　医師の仕事	AとBの違い	B　患者さんの求めること
病気を	Bは自覚症状も含む （Aでは自覚症状は診断手段）	自分の病気や症状を
医学的に	Bは診断だけでなく、 なぜかまで求める	（病院で）医者に
診断して	Aでは医学的過程を経れば 「不明」との診断もある	診てもらい
治療をする	Bは結果まで求める （Aは成否は問わない）	治してもらう

二十数年前のことです。真夜中に左腰に強い痛みを感じ、勤務先の大学病院の救急外来に駆け込みました。出てきた内科の当直医は教え子でした。

実は、その二、三週間前から血尿が出ていて、何となく腰部に重い痛みのようなものを感じていたので、ある病名を想定していました。

内科医に症状を告げると、「急性腹症ですね、では重要な疾患から鑑別してゆきます」と言います。その後は彼はほとんど姿を見せず、採血をしたり、レントゲンを撮ったりと、検査ばかりです。痛み止めでもくれればいいのにと思いながらも、相手は教え子とはいえ内科医。こちらは眼科医ですから、私の想定した病名などおいそれと口にはできません。

さすがに一時間して（もっと短かったかもしれませんが、自分には一時間以上に感じられました）、担当医師の顔が見えたので呼び止めました。

「まだ、検査があるなら、鎮痛薬もらっていいかな」

「あ、先生、もう終わりました。尿路結石があることがわかりました」

私の自己診断通りでした。

内科医は、急性腹症の鑑別診断を教科書通り行い、正しい診断に行き着き、得意げでした。これが、医学教育を真っ当に受けてきた優等医師の姿勢だということです。

ここに、医者と患者の思いのズレがあります。

患者と医師のすれ違い

患者さんの心情を考えてみましょう。辛い症状が医学的に必ず解明され、病名がわかることを信じて疑うことはありません。仮に、明確な病気がないとしても、どうしてこんな事態になってしまったのかぐらいは、教えてもらえると思っています。患者さんの「医者に診てもらい」という思いには、医者のプロとしての実力と、人間としての温かみに頼りたいという気持ちが含まれているのです。

では、医者の思う「治療をする」と患者さんの「治してもらう」はどこが違うのでしょう。医師の方は、治療は診断に基づいて行うのですから、診断が不明であれば、あるいは治療法の確立していない疾患であれば「治療をしないという治療」もあるわけです。ですが、これは患者さんの「治してもらう」という気持ちとは、大きくかい離するでしょう。

医師は教科書どおり、つまり科学的な診断根拠を積み重ねながら、最終診断への道を進めます。でも、それをやっても病巣が見つからない「原因不明」というものもあるのです。疾患にもよりますが、治療成績というのは一〇〇パーセントというものはなく、必ず限界があります。しかも、治療とは、組織や機能を元通りの健常な状態に戻すことを必ずしも意味しません。進行の速度を抑制したり、合併症が生じないよう管理したりするのも立派な治療ですし、そういう目的で通院している方は非常に多いと思われます。

例えば、糖尿病、高血圧、さまざまな自己免疫疾患は、その病気をなくしてしまうのではなく、あくまで疾患を有しながらの健康管理が望まれます。

とすれば、病気や症状とずっと付き合ってゆく覚悟を決めないといけません。

もちろん病人にとっては、病気に伴うさまざまな苦しい症状があり、不快があり、不便がありますから、付き合えと言われても、容易に付き合えるものではないでしょう。

加えて、これからどうなって行くのだろうと、不都合が増大すればするほど不安は高まるでしょう。予見が全くできなければ、苦悩は計りしれません。

大ベテラン医の誤診率

いろいろ検査したが結局わからないことは、臨床現場では珍しくはありません。

一つは、今日の医学のレベルに限界がある場合。もう一つは、医師がその疾患を診断するだけの知識と技量を有していないという場合でしょう。

これは有名な話ですが、一九六三年、東京大学第三内科（今日の神経内科）の教授だった故沖中重雄氏が最終講義で、教授在任中の誤診率は約一四・二パーセントだったと発表しました。大家でもそんなに誤診するのかという主に一般人の反響と、八六パーセントという高い正診率に度肝を抜かれたという医師の反響があったといわれます。しかし、この数字がどのように弾《はじ》き出されたのかを糺《ただ》した人は、誰もいませんでした。

一九六三年の時点では、現在厚生労働省の難病に含まれる、たとえばミトコンドリア病、進行性核上性麻痺、進行性多巣性白質脳症など、今、神経学を勉強している医師なら誰でも知っている疾患は、影も形もありませんでした。ですから、そういう病気が存在していても、診断はできなかったわけです。

診断とはどういうことでしょうか。たとえば、頭痛、めまい、眼精疲労といったものは診断名ではなく、症状名です。その原因、あるいは発症メカニズムが了解されなければ診断にはなりません。

当時は、神経系の疾患の多くがベールに隠されており、ある程度わかってきている病気でも、その分類や定義も不確実なものばかりでした。しかも、今のようにＭＲＩなど脳の画像診断もなく、実証する手段は限られていました。

そういう時代ですから、大家がこうだと言えば、それに逆らうような証拠を得たくても、なかなか得られず、鶴の一声に誰もが従わねばならなかったのです。沖中教授が一四・二パーセント間違えていたと明言したことは、学者としての謙虚さを示した敬服すべき素晴らしい発言ではありました。

沖中教授の時代から、五〇年以上経過した今、私の外来にも、毎日、二人や三人は診断がつけられない、あるいは診断に迷う症例があります。正しい診断まで行き着かない人が少なくとも一〇パーセントくらいは存在するということでしょう。おそらく、五〇年前には、正確な診断に行きつけない例は、数十パーセントあったに違いありません。

眼科で言えば、確かに視力や視野が低下しているのに理由が特定できないとか、眼に不快感、異物感、疲れ、疼痛があるがその原因がつかめないといったものがあります。

加えて、視神経症、網膜症など、大雑把なところまではわかるものの、それよりもさらに特異的な症候、疾患として同定できないような場合もあります。そんな時は、まずは世界に似たような症例の報告があるかどうかを必死で調べることで、極めて珍しい、自分が過去に経験したことのない病態だったのだと学ぶこともあるわけです。その一例で、個人の診断力が少しだけ培われます。

つまり、誤診率、正診率は、神のみしかわからないというべきですが、あえて数字を出そうとすれば、個人の医師のレベルだけではなく、その時代における医学のレベルに多く依存しているのです。

しかし、単に個人の知識や、診断レベルが低いために、診断がつかないことは極力避けなければなりません。

こんな例がありました。

三九歳の男性。課長に昇進したばかりのある朝、出勤しようとすると右眼にえぐられるような痛みを感じました。そこで、会社の近くの眼科医を受診しました。

医師は「大丈夫、何ともありません」と太鼓判を押し、痛み止めの薬をくれました。しかしなかなか痛みは消えません。今度は脳外科に行ってＣＴの検査を受けましたが、頭の画像検査では異常はないということでした。

原因不明だと不安も助長します。数日間勤務を休んでから別の眼科医へ行くと、そこでも痛みを説明できるような眼の異常は見つからず、私の外来にやってきたのです。

私は、これまでの経緯から、病変がないにもかかわらず、そこに痛みだけを感じてしまう疼痛性障害と診断しました。精神医学の教科書に「心理的要因が関与している痛みに対するととらわれ」と書かれていたからです。私は患者さんに診断を説明した上で、心理的ストレスも影響しているようなので、しばらくは仕事で頑張りすぎるなとアドバイスし、まずは二週間休むことを勧め、診断書を書きました。彼は、私のアドバイスを素直に受けました。

医師も患者さんも、痛い場所に病変があるはずだと思いがちです。そこに病変がなければ、気のせい、わからないとされたり、ドライアイなど別の病名がつけられてしまいがちで、そうなると迷宮入りになってしまいます。

推定であっても、医師も患者さんも納得できる診断に至れば積極的な対応もできますし、患者さんも事態を受け入れる努力ができます。わからなければわからないなりに、放りださずに対策を真剣に考える、場合によっては、セカンドオピニオンを求めるというのも、しばしば有力な手段になるはずです。

「未知との遭遇」を楽しむ医者を探そう

ヒトの大脳に入力される情報の九〇パーセント近くが視覚からくるものです。

視覚信号は、眼から後頭葉に至り、その後、すでに述べたような、脳内の高次脳の経路を走り、前頭葉に至ります。そこで、やってきた視覚信号に対し、驚き、感動、怒り、笑いといった情動が惹き出される仕組みで、ここでは過去の記憶、心象を貯蔵している海馬などの大脳辺縁系と情報をやり取りしているのでした。

その視覚情報は、朝目を覚ました時から、夜就寝するまで、一時も休まずに脳に入力されます。聴覚、触覚、嗅覚など他の知覚系からの情報とくらべて、圧倒的な量です。しかも、情報は日々、新聞、雑誌、テレビ、インターネット、ケータイ……と選別する暇もなく次々と流入するわけです。さらに多くの社会人や学生は、文献、書物、書類や人の話などからも情報を取り込みます。そうした情報の中に驚くべきものが突然混じっていても、うっかり通り過ぎてしまったり、あるいは、仮に驚いたとしても、人々はその驚きをどう処理すべきか立ち止まって考える機会を逸し、驚きを持続できないでいるように思います。

多分、我々の脳が飽和状態になってしまい、大いに驚いたり、感激したりする余力が乏しくなっている可能性があります。

大げさに驚く前に、周囲の様子を伺うという日本人独特の同調行動が先に来やすいのも一因かもしれません。これは、日本人の冷静さにつながる良い面ともいえますが、もっと素直に、心から驚かなければ、なかなか次の思考と行動には結びつかないと思うのです。

それができると、実感に基づいた眼科臨床ができます。眼窩窮屈病、サリンテロの後遺障害、化学物質過敏症、ベンゾジアゼピンの害などを私が発見したのは、決して自分に特別な能力があったからではありません。自慢めいて恐縮ですが、私の驚きやすい精神、そしてその驚きを持続させようとする性癖が、患者さんの不思議な訴え、教科書的でない愁訴を右から左へさっさと処理することを拒んできたからにほかなりません。

医師が教科書的なことだけに対処するのに多忙で、例外に驚いている暇がないのだとしたら、臨床医学の進歩はないでしょう。

本格的な臨床医学の歴史はまだ高々一五〇年であり、数学や物理学などを含む自然科学の歴史の中では極めて若い学問です。わかっていることより、わかっていないことの方が圧倒的に多く、しかも時代と共に生ずる著しい環境の変化は、むしろ人体に対する新しい謎を次々に生んでいる可能性が高いのです。ですから紋切り型の診療に終始している医師ではなく、未知のものへの感受性の高い医師、知らないことに対する好奇心をもった医師を見出しましょう。言い換えるなら、患者さんの訴えや考えを、目を輝かせて聞く医師を、です。

診察室で適切に伝えていますか?

眼科という臨床科は、検査と視診とで大半の病気が見つかってしまうので、患者さんの訴えを重視せず、中には患者から話を聞いても役立たないと考えている眼科医もいます。しかし、それは少し歪んだ考え方で、患者さんがどういう問題をかかえてその診療科に来たのかを知ることこそが患者目線の診療であり、最も求められているものでしょう。

もっとも、私の専門とする、神経眼科、心療眼科では、昔でいうところの「病歴聴取」と称する医療面接からはじめないと、診療は進みません。医師が適切に患者の問題を抽出できないと問題に正しく向きあうことはできないからです。

では、患者さんは医師に問題をどのように伝え、何を得て帰るべきなのでしょうか。患者さんが説明すべき、医師が最低限知りたい内容は以下の通りです。

①いつから（日時や、何をしている時気付いたかなど）、どのような自覚症状が、どこに（片眼か両眼か、視野のどの部分か）生じているのか。
②その問題は、一過性なのか、持続的なのか。持続的なら段々強くなっているのか、波があるのか、それとも改善傾向にあるのか。
③日常生活にどれだけ影響を与えているか（単に不快なのか、それによってできないことが何か生じているのか）。

この時、患者さんはできるだけ自分の言葉で、ありのままを話すことが重要です。なまじっか医学用語のような言葉で表現をすると、誤解につながりかねません。たとえば「飛蚊症が出て」「ドライアイで」と訴える患者さんがいますが、話をよく聞くとその症例に当てはまらなかったり、類似した別の異常感覚だったということがあります。

もうひとつ付け加えると、今問題にしている症状以外に、他科の診断や治療を受けていれば、使用している薬物も含め、医師に伝えることも大事です。またそういった診察を受けていなくても、ほかに気になっている症状があれば告げるべきです。例えば、手足のしびれ、口や鼻、のどの不調、メンタルの問題、内分泌代謝や、婦人科の問題などがあるのに、眼や視覚とは関係ないだろうと勝手に判断してはいけません。それを報告しなければ、正しい結論に至らないことがあるのです。

逆に、言わなくてもよい事柄もあります。もしもセカンドオピニオンで受診しているなら、「A先生は緑内障と言った、B先生は○○病があると言った、C先生はどうだった……」といったことは、聞かれるまでは言わないのがこつです。前医の判断は診断の際に先入観になったり、邪魔になることがあります。

さて、診断の結果が出たら、きちんと聞き、これからどういう方針があるのか訊ねて、理解に努めましょう。自分の病気、症状ですから医者任せはよくありません。時々、なぜその薬を内服しているのかを知らなかったり、薬の名前すら知らない人がいます。脳腫瘍、脳動脈瘤などの既往があっても、脳のどこに不都合が起こったのかを知らない人までいるのは、理解に苦しみます。

ましてや、病名や治療方針を示そうとしなかったり、説明をほとんどせずにいきなり薬を出す医師は、警戒した方が無難です。

薬や手術だけが治療法ではない

薬や手術だけが治療ではありません。それを示すよい例を紹介しましょう。

「先生、ここに虫が入ってしまって動き回るのです。切って取り出してください」

五〇代の女性が悲痛な表情で、左の上瞼《うわまぶた》のあたりを指さして訴えます。

その症状は三週間も続いているというのですが、その場所には傷も腫《は》れも、何の変化もなく、瞼の裏側を観察しても正常です。第一そんなところに虫が入り込んで生きたまま動き回ることなどあろうはずがありません。

ところが、いくら説明しても、「他の眼科の先生も同じことを言って取り合ってくれなかったけれど、絶対に虫がいるのだから今すぐ切ってほしい、そうでないと、とても生きてゆけない」と譲りません。

問答は、一時間に及びました。

「異物が確認できない限り、人の身体を傷つけることなどできません。ＭＲＩで確認しましょうか」

仕方なく私が口にした提案に彼女はしぶしぶ同意し、検査を受けることになりました。予想通り結果は異常なしです。

自分の身体の一部に異物があるという強固な信念をもってしまう現象を、医学用語ではセネストパチー（体感幻覚症）と言います。精神病の症状として出現する場合と、この症状だけが単独で出現する場合があるようです。

医師である友人の高見沢草介氏が、『異物の国への旅』（作品社）と題する小説を書きました。岡林という眼科医と、眼の奥に異物があると言い張る一人の患者さんとの壮絶なやりとりを三年にわたって記録したもので、実際の症例をもとにしています。

岡林医師はその患者さんとの会話に根気よく付き合い、膨大な時間を費やしています。これほど正面から気長に付き合ってくれる医師は、現代の臨床医学の世界には滅多にいないでしょう。

このような患者さんが三人もいれば、一日は終わってしまうからです。そんな稼ぎぶりの岡林先生を雇える病院は、まずないでしょう。沢山の他の患者さんを犠牲にし、それでいて僅かな診療報酬しか得られない状態では、開業医であっても一か月と持たないでしょう。

今の日本の医療システムの中では、この患者さん個人にとって岡林先生の診察の価値がいかに高いとしても、それを実現させることは極めて例外的で、現実離れしているといわざるを得ないのです。

病院は、診断と治療とに、予算も人材も時間も費やしています。それが本務ですし、そこに最大の力を投じようとするのは当然です。患者さんが医療機関に求めているものも、第一義的には正確な診断と、有効な治療であることは論をまちません。

しかし、もと通りに治る病は少なく、進行性の疾患や後遺症を抱えて生きてゆかねばならない場合や、病名さえわからない症状も数多くあることはすでに述べた通りです。

そういう状態では、病気に付随しての症状はなくならず、健康で楽しい人生などは空夢になります。

しかし、病気は治せなくても、症状を軽減させたり、進行を最小限にするのにどういう注意が必要なのか、仕事や経済的なことはどうしたらよいか、どんな支援、福祉サービスが受けられるのかなど、病気に付随したさまざまな疑問、問題を、医者は親身になって考えてくれるはずだと、患者さんは信じ、あるいは心の底で求めています。

ですが、医師は忙しそうでそんなこと質問できないし、言っても相談に乗ってくれそうにない、と患者さんは異口同音にいいます。

ソーシャルワーカーが勤務していたり、相談窓口があるような病院でも、社会福祉サービスのことは教えてくれても、なかなかそれ以上踏み込んで個別に対応してはもらえないのが現状でしょう。

まして、視覚障害で不都合があっても、すべての患者さんが法的に「視覚障害者」になれるわけではありませんし、厚労省が指定する特定疾患（難病）でなければ、公的支援は受けられません。

眼科の病気で死に至るものは、ほとんどありません。それだけに、視覚の不都合や不快をずっと抱えながらも、あたかも健常者のように生きてゆかざるを得ないのです。

医療者に対する依存度は、医療者の自覚よりはるかに高いものです。私の後輩で、七年あまり癌の闘病をした末、若くして亡くなった眼科医がいました。彼が同窓会誌に「自分

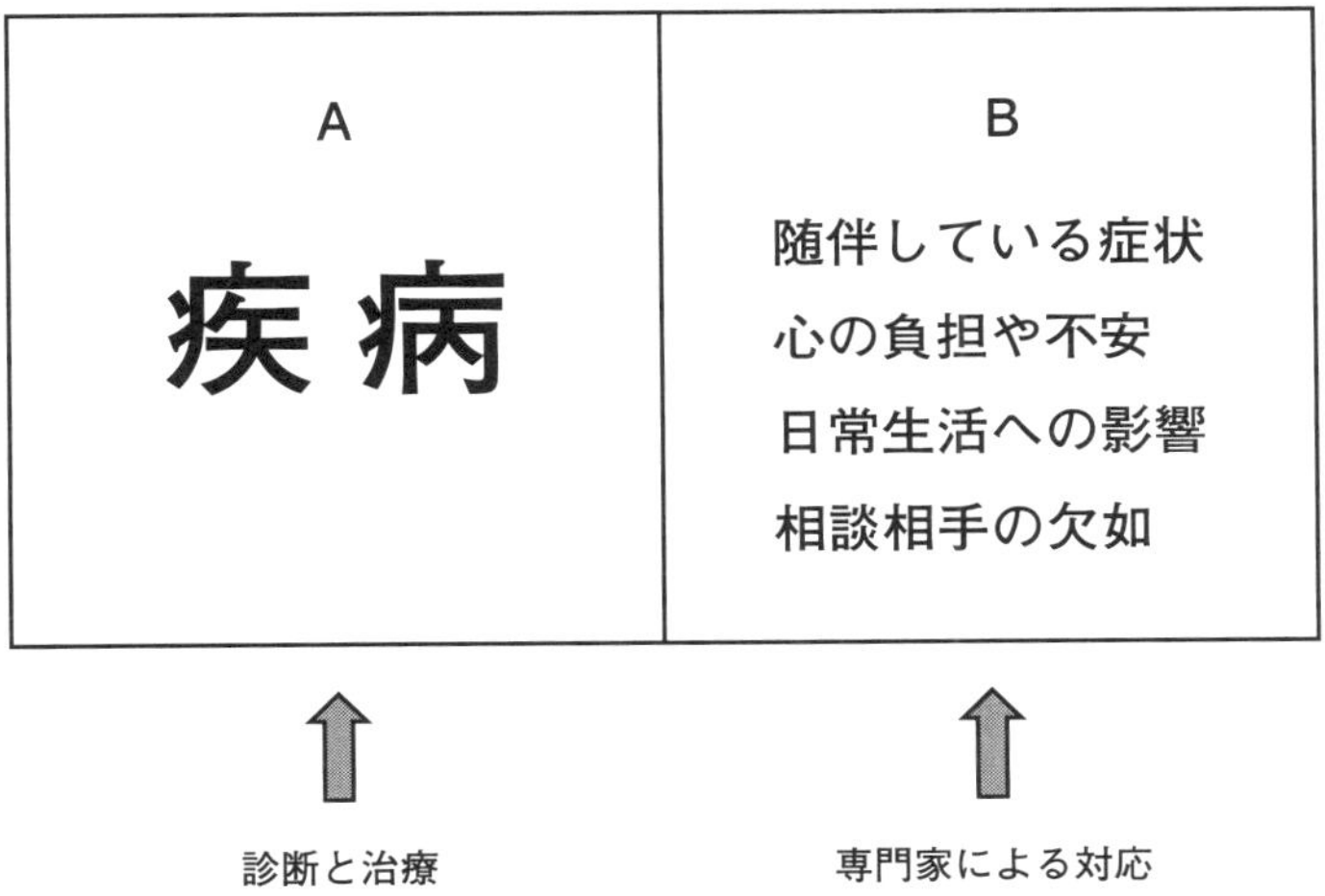

は医者だが、患者さんになってみてわかったことは、患者さんは医師が自分のためにいつも全力投球しているものと思い続けるものだ」と書いていたのが、印象に残っています。

この言葉にはっとして自らを見つめ直す医師は多いでしょう。

診断と治療に全精力を注いでいる医師は多く存在しますが、そうであればあるほど、病気に付随する辛い症状や、患者さんや家族の感情や不都合な生活にまで思いを馳せているゆとりはないというジレンマを抱えることになります。

上の図を見ていただきましょう。疾病（A）が存在すると、同時に随伴する諸問題（B）が出現してきます。疾病に伴う、不快な自覚症状はもとより、身体の問題はすぐに心に関係し、互いに影響を及ぼします。不安、焦燥、不眠、抑うつなど、個人差はあっても多かれ少なかれ、何かの症状は出てきます。疾病や症状は、現時点でのその人の社会生活にだけでなく、未来の社会生活の幅や質にも影響します。

加えて、病気になったときに、それを踏まえた上での適切な助言者、相談相手などが身の回りにいるとは限りません。

予算と人材と時間、それが問題

図のAとBの大きさは、ほぼ正比例の関係にあります。疾病が進行していれば、随伴する諸問題の比重も重くなります。逆に医師が診断と治療を行うことでAがなくなるか、患者さんが耐えうる範囲に収まれば、それに従ってBの問題は氷解します。反対にAがある限りBはなくなりません。

ところで、通常の正比例関係と異なるところは、Aが不明だったり、謎や疑問があれば、

Bのボリュームだけが増大しうるところです。

大学病院や大きな総合病院、あるいは専門病院では、診断と治療の充実を目指して、予算も人材も時間も投入します。医療機関間の競争もありますから、診断、治療の充実にいくらエネルギーを投じても、十分すぎるということはありません。

この頃は、医療設備を病院なみに揃えて、地域の信用を得ている個人医院も増えてきました。医療設備だけが評価の手がかりではないはずですが、情報の氾濫する時代の患者はメディアに登場する、医療機器のしっかり揃った医院を選びがちです。

ですが、いくら機器が最新であっても、それを駆使できるかは医師の実力によります。そのあたりの現実は表には現れにくいもので、一般の人がそれを判断するのは難しくもあります。

B、つまり病気に付随する諸問題の解決は、実はとても難しいことです。そこには予算も、エネルギーもほとんど投じられてこなかったために、方略が確立していないからです。

Bに含まれるものに、「ロービジョンケア」があります。これは、低視力の人の生活を少しでも快適にするための支援や助言をさします。学会もあり、医師向けの講座も開かれ、二〇一二年からは「ロービジョン検査判断料」という診療報酬点数が設けられたこともあり、以前よりも重要視されてはいます。ですが、この点数を算定するには、障害者手帳の有無は問いませんが、身体障害者福祉法の定める視覚障害者であること、しかも、算定できる施設には条件が付けられるなどいくつか限定があり、算定は月一回二五〇点（二五〇〇円相当）でしかありません。三割負担の患者さんは二五〇〇円の三割（七五〇円）の窓口負担をするだけです。それでも、今まで無料で採算の合わないサービスをしていた医療施設としては少しは報われた思いです。

しかし、法律が取りこぼす、ロービジョン者もいます。視力や視野の検査データでは明らかにならない視覚の不都合があるからです。

私の専門とする神経眼科領域でも眼瞼けいれん、複視、眼球振盪《しんとう》、視覚に関する高次脳機能障害などがあり、こういう病気をもつ患者さんに時間をかけて、心の問題を含めたケアをしたり、相談にのっても診療報酬上は全く評価されないという、絶望的な状態が存在します。

つまり、もう一度しつこく書きますが、医療として点数がある、つまり普通の診察料に加えて評価されるケアというのは、図のBのほんの一部ということなのです。評価を与えずに、この部分を医療機関にすべて担えといわれても、物理的にも、経済的にも無理なのは当たり前でしょう。

私は地域住民が心身の健康や持病に関する個別相談、生活環境上の悩みを相談できる場所をもっと作るべきだと考えています（詳しくは『三流になった日本の医療』ＰＨＰ研究所を参照）。かつて、地域の予防接種や結核予防に大きな役割を果たした保健所ですが、当時と比べれば仕事量が減っているはずです。一九九四年に公布された地域保健法で市町村保健センターというのが設置されることになりました。しかし、生活者には両者の区別はしにくく、いずれの施設も生活者との距離感は必ずしも近くはなっていないようです。

市町村の保健センターの役割には、健康増進事業、母子保健事業、精神保健福祉事業の三つの柱があり、個別相談にも応じると銘打っています。

しかし、どれだけ人材や予算が投じられているか、また、生活者が日々の相談を気軽にできるようなところとして広報しているか、甚だ心配です。

保健所機能（保健所と保健センターを併せた機能）についての保健所への質問に対し、「職員の現象や集中配置により業務に支障が出ている」「保健所の管轄範囲が広範になり過ぎ地域の顔が見えない」など問題点を指摘した回答が七七パーセントにも及んでいます（荒田吉彦ら「保健所の有する機能、健康課題に対する役割に関する研究」より）。

課題は山積みですが、こういった組織を含めて、地域密着型で、診断治療に関わらない問題での相談に応じる体制をしっかり敷けば、生活者に必要な最善の有効な福祉サービスを提供できるでしょう。さらに加齢による生理的変化や、治療を要しないのに心配して病院に行ってしまう人々の受け皿になれば、無駄な医療費の削減にもなるはずです。

満点を目指さない患者になろう

加齢変化や、病や、あるいは原因のよくわからないさまざまな不調が出現してくるのは、人間が生き物である以上、致し方のないことです。

慢性疾患や後遺症と付き合ってゆくのにはコツがいります。真正面から闘い、以前と同じように生活しようとしても、結局は失敗しがちです。健常だった頃と同じような能率、同じような広がりの中で生活をしようすればするほど、心身の疲労が早々に出現し、焦燥、不安、さらには抑うつへと発展しやすくなります。

だからこそ、心から納得して、進んで自分のためにダウンサイジング計画を実行することが大切です。病とやたらと張り合うのはやめましょう。つまり「従病のすすめ」です。

私は、いかなる病気でも治療を始める時はたいてい患者さんに、「六〇点ねらいで行きましょう」と言います。

六〇点はぎりぎり合格という成績です。もしそれ以上の好成績を得られれば、勿怪《もっけ》の幸いと考えるのです。

ところが、満点を目指すことが常になっている人たちには、これは思うほど簡単ではないようです。昔のようにはできないことを嘆く方は多く、それが強い訴えを形成しています。

なぜなのでしょうか。

ひとつには日本の歴史的社会背景があるように思います。明治以降、外国との戦争をはさみながら、欧米先進国に追いつけ追い越せというのが、世の中を席巻している一貫した空気でした。病者、高齢者など弱者は足手まといであり、邪魔者だという考えも幅をきかせており、今の日本社会でもその傾向はほとんど変わっていないと思われます。

目下、国は、弱者はもとより国民の多くが抱える経済的、生活上の痛みを直視せず、景気回復を優先します。個人よりも国が大切と言わんばかりの法案づくりに熱心で、福祉や医療の予算は、抑制する方向にばかり向いていています。

そして、自分や家族が経済的、社会的に辛い立場にあっても、多くの国民は国の進め方に異を唱えているようには見えません。日本独自の哲学をもって、国民一人ひとりを幸せに導くほうが、ずっと尊敬される国になれるのに、近視眼的に政策が進んでいるように思えてしまいます。私たちは、人間らしい社会とは何かを考える前に、性急に数字を上げ能率を上げること、前に進むことが善だとマインドコントロールされてしまったようです。だから「六〇点で行こう」「病気とうまく共存して行こう」と言われても、すぐには理解できないのです。

国を富ませることが個人の幸せを得るための通り道なら、我慢もしましょう。けれど、上を見ればきりがありません。上へ行きたくても行けない事態になった時、自らを支えることのできる哲学をもてるのでしょうか。

人々が自分を大事にしようと考えるなら、国も個性を、そして多様性を重視せざるをえなくなるでしょう。日本という船の舵取りは時の政府がしてよいことですが、その船に多様な個人が乗っていて、その一人ひとりをケアすることこそが、国の最も重要な仕事であることを忘れてほしくはないです。

目と心の健康相談室

国がそういう姿勢になかなかならないとすれば、それは、図のBの部分を解決してくれる組織なり政策が、おいそれとは出てこないことを意味します。もちろん、病院でも、ありとあらゆる病や不調に対して解決への道のりが見えないということです。

そこで、「眼と視覚」の分野において、具体的なアクションを起こすことにしました。病院とは独立して、眼や視覚に関する健康相談を担うシステムを立ち上げたのです。国の姿勢が変わるのを待ちきれませんから、当面は民間でやるしかありません。

きっかけは、大学病院の眼科病棟看護主任を経て、井上眼科病院で看護部長として活躍したA看護師と、どうしたらこの現状を改善できるか話しをしたことでした。協力者を集め、準備を入念にすすめ、このたび彼女を理事長とした「NPO法人　目と心の健康相談室」を立ち上げたのです。眼や視覚の異常は即座に心の問題になりやすいことを示し、相談に心をこめて親身に対応するという意味を込めて、「心」という字を入れました。

大学、眼科専門病院を通じて一緒に仕事をしてきたので、互いに考えはよく知っています。彼女は、医師の前ではなかなか吐露しにくい、何百、何千の患者さんの悩み、苦しみ、不平不満を聞きとり、共に悩みながら相談にのってきました。その体験が必ず生きてくるでしょう。

・診断された病名（緑内障、白内障、加齢黄斑変性など）についてもっと詳しく聞きたい。医者が忙しそうでなかなか聞けない。
・治療を受けているものの、いつ失明するか心配。
・病気との付き合い方を教えて。

・眼の寿命を少しでも伸ばしたいが、どうすればよいか。
・蚊や光が飛ぶ現象があるが異常なしと言われた。どう付き合えばいいの？
・瞼が自在に開けられない。
・眼がまぶしい、眼が痛いのに「正常」「原因がわからない」と言われる。
・ドライアイの治療をしても全然よくならない。
・視力も視野も段々低下してきた。どんな福祉の支援が受けられるのか。
・視力が落ちて心がくじける。
・症状を家族や医師に訴えても、理解してもらえない。
・眼以外にも故障がある。どう生きて行けばよいかわからない。

こういった不安に対して、丁寧に答えるシステムです。

さて、相談者が自分の状態を受け入れて生きて行くのに、絶対必要と言っていい大切な事項があります。それを、あえて五つに絞ってみました。

①医療機関との信頼関係ができていること。

②何でも言える相談者がいること。
③自分の障害や苦悩を周囲や社会が認めてくれること。
④支援してくれる人や組織が存在すること。
⑤生き続けることに希望が見出せること。

どれも、一行で簡単に書いていますが、意味するところは複雑です。
①診断や治療方針が間違っていない（と確信をもてる）こと、仮に治療法がなくても、その医師、医療機関に不安なくついて行ける状況になっていることが、何より優先します。
②家族や友人に日頃の悩みや、愚痴が言えるかどうかが生きて行く上で大変重要です。しかし、今日、一人住まいの人も多くなりました。家族がいても、毎日「痛い」「見えない」「苦しい」と言われ続ければ身内は参ってしまうでしょう。「聞くのも辛いです。聞いてはあげられても、何もしてあげられませんから」などという付き添いの家族の悩みを、診察室で聞くことも少なくありません。
ここにまず、健康相談室のひとつの役割があると思います。しかも、いくらか、専門的

な立場からの助言ができるでしょうから、家族や友人とは異なるサポートができるでしょう。

③④は、その人の家族関係、友人関係など周囲の環境に負うところも大きいですが、最も大切なのは公的支援が受けられるかどうかです。

先日、私のところへ通院している緑内障がかなり進んでいる八〇代の女性が、開口一番、「主人が、介護2から1になりました」と話しました。元気になっていろいろできるようになったのかと思ったら、そうではなく、状態は加齢とともに次第に悪くなっているのに、認定が変わったという通知がきて、愕然としているのでした。自分の眼は大分悪いし、娘夫妻は遠方に住んでいるし、と途方に暮れています。

家族関係が希薄になった現代は、病気や高齢によって身体の自由がままならない状態になっても、新しい交友関係が生まれにくい環境であるとも言えます。その点からも、公的サポートの役割はかつてよりも大きくなっていますが、現実は生活者に「国や自治体は冷たい」「法律は冷たい」と思わせるようなことばかりです。それでも相談室が現場の声を汲み取り、本人や公的機関とも一緒に考えて、状況をよくすることができれば大きな一歩です。

他力を信じること

最後に、⑤がいかに大切かについても触れておきましょう。

心身に不調があると、不安、悲壮感、絶望が襲ってきやすいものです。なぜかといえば、まさにそれが人間の姿だからです。

二〇世紀最大の文豪といわれ、昨今では絶望名人の異名をとるフランツ・カフカは、生前、作家として認められることはありませんでした。孤独、落ち込み、不眠に苛《さいな》まれ、ほとんどの作品は未完でした。

そのカフカがラブレターにこんなことを書いています。

――将来に向って歩くことは、ぼくにはできません。将来に向ってつまずくこと、これはできます。いちばんうまくできるのは、倒れたままでいることです。

絶望名人らしい言葉で、苦しみに直面した人間の姿を如実に表しています。

一方で、吉行淳之介が好んだ、こんな名言もあります。

「死にたいやつは死なせておけ。おれはこれから朝飯だ」

これは楽天家の冗談などではない、まじめなメッセージだと私は思います。生きていれば辛いこともある。絶望の淵にいたとしても、人間は生き物であるから泣き言だけを言っていられない。嘆くにしろ開き直るにしろ、まずは腹ごしらえをしてからだ。そんな深遠な意味が含まれているように感じるのです。

その吉行が、以前ある雑誌で「面白半分対談」という名の連載をしていました。そのなかに、若き日の五木寛之が、吉行に「面白半分」は英語でいうと「ハーフ・シーリアス」だと語った話が出てきます。日本では「面白」に、英語圏では「シーリアス」に重点があり、それが文化の差だということでした。日本人は、本来は肯定的な側面を見るのが得意なのかもしれません。そしてそれは、他力にたよることの本質的な意味を知っているからなのでしょう。

五木寛之は、「他力」について、『自力と他力』（ちくま文庫）という本の中で「如来の本願力」と親鸞が言っていることにふれ、次のように述べています。

――「他力」を信じるということは、決して「自力」を放棄したり否定したりするということではありません。「自力」のよってきたる源泉としての「他力」、「自力」の母としての「他力」を、「自他一如《じたいちにょ》」と言うのではないでしょうか。

自力で何でもできると思うのは、現代人の傲慢ではないでしょうか。絶望の淵に追い詰められれば、自力で立ち上がることはできないでしょう。でも、人間は生き物なのですから、とりあえず自分に食べる物を与え、生きながらえようとするのが本性です。

待てば海路の日和あり。

今は暗黒につつまれ波も高く、出航するタイミングではないかもしれません。でもいつか、あなたの求める小さな光明が、意外な救いが、現れるはずなのです。

それは、誰かの後押しかもしれないし、医学の進歩かもしれませんが、いずれにしても想像もしていなかった他力があなたを支えてくれる日がくるでしょう。「他力は自力の母」と言いますが、いい言葉だと思います。

もし、あなたが病を得て、絶望したとしても、やれることをやりながら、せめてその日まで待ってみませんか。その道のりは一人ではありません。

私はいつでも、あなたの背中を押すために、目と心の相談室でお待ちしています。

【ま】

【ら】

【さ】

【た】

【な】

【は】

索引

＊本文頁に索引にあげた言葉がそのまま出てこない場合は、言葉と対応する記述が含まれています。また、図表や見出しに含まれたものは除外しています。

【あ】

【か】

著者紹介

若倉雅登（わかくら・まさと）
1980年、北里大学大学院医学研究科博士課程修了、医学博士。グラスゴー大学シニア研究員、北里大学医学部助教授（眼科学担当）を経て、医療法人社団済安堂井上眼科病院院長、2012年より同院名誉院長。2006年、会長として国際神経眼科学会総会を開催。2007年、心療眼科研究会を立ち上げる。現在、日本神経眼科学会理事長、日本眼科学会評議員、メンタルケア協会評議員、NPO法人目と心の健康相談室副理事長、北里大学客員教授。著書に、『健康は〈眼〉にきけ』『一歩手前の「老い入門」』『絶望からはじまる患者学』（いずれも春秋社）、『目の異常、そのとき』『目力の秘密』『目は快適でなくてはいけない』（いずれも人間と歴史社）、『三流になった日本の医療』（PHP研究所）。小説に『高津川――日本初の女性眼科医 右田アサ』（青志社）がある。

NPO法人　目と心の健康相談室
metokokoro@gmail.com
問合せ：電話 042-719-6235　Fax も同番号
詳細は http://metokokoro.jimdo.com/ を参照。

医者で苦労する人、しない人――心療眼科医が本音で伝える患者学

2015年8月20日　初版第1刷発行

著者Ⓒ＝若倉雅登
発行者＝澤畑吉和
発行所＝株式会社　春秋社
〒101-0021　東京都千代田区外神田2-18-6
電話（03）3255-9611（営業）・（03）3255-9614（編集）
振替　00180-6-24861
http://www.shunjusha.co.jp/
印刷所＝株式会社　シナノ
製本所＝株式会社　三水舎
装　丁＝美柑和俊

ISBN 978-4-393-71630-4　C0047
定価はカバー等に表示してあります

若倉雅登◉好評既刊書

名医が教える眼と心のＳＯＳ
健康は〈眼〉にきけ

近視、老眼、眼精疲労から、うつやストレスによる眼の異常まで。驚くべき眼とメンタルの関係を、心療眼科医が徹底的に伝授する。これが、健康の新常識だ！

１７００円

眼と心身の健康道場
一歩手前の「老い入門」

老いの入口を通過した人も団塊世代も、人生の熟成について考えてみませんか。正しい医者選びは。好々爺になるには。心身や社会的要因を考慮する心療眼科医による、老いの指南書。

１７００円

視覚障害を超えて
絶望からはじまる患者学

大切なことは不治の病をもつ患者が教えてくれた――。名眼科医が診察室で学んだ〈生き抜く哲学〉とは？健康に不安がある人もそうでない人も、誰もが知っておくべき人生の羅針盤がここにある。

１７００円

▼価格は税別。